Solved Question Bank (In Hindi)

कम्युनिटी हेल्थ नर्सिंग–II

(Community Health Nursing–II)

For GNM Students
Previous 5 Years Question Papers

Solved Question Bank (In Hindi)

कम्युनिटी हेल्थ नर्सिंग–II

(Community Health Nursing–II)

For GNM Students
Previous 5 Years Question Papers

Second Edition

Arjita Sengar PhD(N) MSc(N) BSc(N)

Professor
Vivekananda College of Nursing
Lucknow, Uttar Pradesh
India

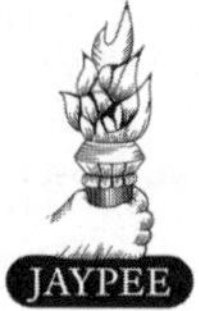

JAYPEE BROTHERS MEDICAL PUBLISHERS

The Health Sciences Publisher

New Delhi | London

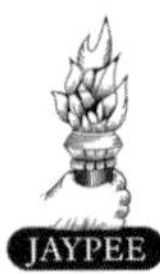 **Jaypee Brothers Medical Publishers (P) Ltd**

Headquarters
Jaypee Brothers Medical Publishers (P) Ltd
EMCA House, 23/23-B
Ansari Road, Daryaganj
New Delhi 110 002, India
Landline: +91-11-23272143, +91-11-23272703
+91-11-23282021, +91-11-23245672
Email: jaypee@jaypeebrothers.com

Corporate Office
Jaypee Brothers Medical Publishers (P) Ltd
4838/24, Ansari Road, Daryaganj
New Delhi 110 002, India
Phone: +91-11-43574357
Fax: +91-11-43574314
Email: jaypee@jaypeebrothers.com

Overseas Office
J.P. Medical Ltd
83, Victoria Street, London
SW1H 0HW (UK)
Phone: +44 20 3170 8910
Fax: +44 (0)20 3008 6180
Email: info@jpmedpub.com

Website: www.jaypeebrothers.com
Website: www.jaypeedigital.com

Inquiries for bulk sales may be solicited at: jaypee@jaypeebrothers.com

कम्युनिटी हेल्थ नर्सिंग–II *[Solved Question Bank (In Hindi): Community Health Nursing–II]*

First Edition: 2015

Second Edition: **2024**

ISBN: 978-93-5696-674-1

Printed in India at Sterling Graphics Pvt. Ltd.

प्रस्तावना दूसरा संस्करण

नर्सिंग एक ऐसा प्रोफेशन है, जिसमें निरंतर कई प्रकार के कौशल एवं ज्ञान की वृद्धि दिन प्रतिदिन बढ़ रही है। जी.एन.एम. एक ऐसा कोर्स है जो इससे सक्रिय रूप से प्रभावित होता है। मेरी हमेशा से यही कोशिश रही है कि इन छात्रों के लिए नर्सिंग की शिक्षा को जितना सरलता से पढ़ाया जाए, उतना ही इनको लाभ होगा।

उत्तर भारतीय भाषा को ध्यान में रखते हुए एवं प्रथम संस्करण की सफलता के बाद इस संस्करण को पुनः प्रकाशित किया जा रहा है।

इस संस्करण में भी हमनें पुराने संस्करण के मूल को कायम रखा है, जैसे सरल हिन्दी भाषा, आवश्यक अंग्रेजी शब्दों का उपयोग तथा इंडियन नर्सिंग कौंसिल के प्रस्तावित पाठ्यक्रम के अनुरूप का पालन करना।

इस संस्करण में हिन्दी भाषी राज्यों द्वारा की जाने वाली परीक्षा के पिछले पाँच वर्षों के पेपर को हल किया गया है तथा साथ ही विगत दस वर्षों में हुई परीक्षाओं के प्रश्नों को Short notes, Long notes, MCQ's, Fill in the blanks एवं True or False के रूप में सम्मिलित किया गया है, ताकि छात्रों के पास पिछले पाँच वर्षों के प्रश्नपत्रों का कोष रहे एवं प्रत्येक परीक्षा में वे अधिक से अधिक लाभांन्चित रहें।

इस पुस्तक को लिखने का मुख्य उद्देश्य है, कि छात्रों को एक ही पुस्तक में सभी समस्याओं का सरल एवं उचित हल मिले तथा उन्हें परीक्षा उत्तीर्ण करने में कोई परेशानी न हो।

अर्जिता सेंगर

मुझे अत्यंत खुशी है कि मुझे यह सौभाग्य मिला कि मैं GNM के छात्रों के लिए 'कम्युनिटी हेल्थ नर्सिंग II' के हल प्रश्न पत्र, हिन्दी भाषा में प्रस्तुत कर सकूँ।

GNM छात्रों को पढ़ाने के दौरान मैंने पाया कि इन छात्रों के लिए हिन्दी भाषा में ऐसे हल प्रश्न पत्र उपस्थित नहीं हैं, जो उन्हें परीक्षा में आने वाले प्रश्नों का सही उत्तर प्रदान कर सके। इसी बात को ध्यान में रखकर मैंने हिन्दी में ली जाने वाली परीक्षा के प्रश्न हल किए तथा उन्हें पुस्तक के रूप में प्रस्तुत किया। इस पुस्तक में प्रश्नों के उत्तर इस प्रकार दिए गए हैं, कि यह न सिर्फ Indian Nursing Council (INC) द्वारा प्रस्तावित पूर्ण पाठ्यक्रम को कवर करे, बल्कि साथ ही यह प्रत्येक राज्य में हिन्दी भाषा में होने वाली GNM की परीक्षा में भी छात्रों को लाभान्वित कर सके।

इस पुस्तक को लिखते समय इस बात पर विशेष ध्यान दिया गया है कि इसकी भाषा सरल हिन्दी में हो। साथ ही तकनीकी एवं चिकित्सकीय शब्दों के लिए अंग्रेजी का भी प्रयोग किया गया है। परीक्षा के हल प्रश्नों के अलावा, परीक्षा में संभावित, आवश्यक एवं अतिरिक्त प्रश्नों को भी इस पुस्तक में Short notes, Long notes, MCQs, Fill in the blanks एवं True or False के रूप में सम्मिलित किया गया है, ताकि यह छात्रों को सहायता प्रदान कर सके एवं परीक्षा की तैयारी करते समय, सभी प्रश्नों के उत्तर एक ही पुस्तक में मिल जाए।

इस पुस्तक को लिखते समय GNM छात्रों की आवश्यकताओं पर विशेष ध्यान दिया गया है तथा इसे पूरे ध्यान एवं सतर्कता के साथ पूरा किया गया है।

अर्जिता सेंगर

अभिस्वीकृति

इस पुस्तक को पूरा करना मेरे अकेले की उपलब्धि नहीं है। ऐसे कई लोग हैं, जिनके बिना इस पुस्तक का पूरा होना संभव नहीं था। इस पुस्तक को पूरा करने में कई लोगों ने प्रत्यक्ष एवं अप्रत्यक्ष रूप से मेरी सहायता की एवं मुझे अपना सहयोग दिया। इस कार्य को पूरा करने में कुछ विशेष लोगों का आशीर्वाद, प्यार, प्रोत्साहन एवं मार्गदर्शन मिला, जिन्हें मैं दिल से धन्यवाद करना चाहती हूँ।

सबसे पहले मैं उस परमपिता परमेश्वर का धन्यवाद करना चाहूँगी जिनका आशीर्वाद सदा मेरे ऊपर रहता है तथा जो मुझे जीवन में अच्छे एवं बुरे समय में आगे बढ़ते रहने का साहस देते हैं।

मैं धन्यवाद करना चाहती हूँ मेरे पिता श्री एसके सिंह जी का, मेरी माँ श्रीमती अरुणलता सिंह जी का एवं मेरी सास श्रीमती नमिता यादव जी का जिनका आशीर्वाद हमेशा मेरे साथ रहता है तथा जो हमेशा यह कामना करते हैं, कि मुझे जीवन में सफलता मिले।

मैं Vivekananda Polyclinic and Institute of Medical Sciences, Lucknow के सेक्रेटरी स्वामी मुक्तिनाथानंद की अत्यंत आभारी हूँ जिनके सहयोग एवं मार्गदर्शन से इस पुस्तक का कार्य सरलता से संभव हो पाया।

मैं अपने GNM छात्रों की भी आभारी हूँ, जिनकी आवश्यकता एवं जिज्ञासा ने मुझे यह विचार दिया कि मैं उनके लिए यह पुस्तक लिखूं। उनके बिना इस पुस्तक का अस्तित्व संभव नहीं है।

इस पुस्तक को यहाँ तक पहुँचाना कदापि संभव न हो पाता, यदि मेरे पति श्री अंकित यादव ने मेरा साथ न दिया होता। उनके निरंतर प्रोत्साहन, सहयोग एवं विश्वास के कारण ही मैं यह कार्य पूरा करने में सक्षम रही।

मैं मेसर्स जेपी ब्रदर्स मेडिकल पब्लिशर्स (प्रा.) लिमिटेड, नई दिल्ली, की पूरी टीम का बहुत आभारी हूँ, जिन्होंने मेरी मदद की और मार्गदर्शन किया। श्री जितेंदर पी विज (ग्रुप चेयरमैन), श्री अंकित विज (मैनेजिंग डायरेक्टर), श्री एम.एस. मनी (ग्रुप प्रेसिडैन्ट), डॉ मधु चौधरी (डायरेक्टर–एजुकेशन पब्लिशिंग), सुश्री पूजा भंडारी [डायरेक्टर–प्रोडक्शन (बुक्स और जर्नल)], सुश्री सुनीता काटला (एग्जीक्युटिव असिस्टेंट, ग्रुप चेयरमैन और पब्लिशिंग मैनेजर), श्री अजय कुमार शर्मा [डिप्टी जनरल मैनेजर (बुक्स और जर्नल)], सुश्री समीना खान (एग्जीक्युटिव असिस्टेंट, डायरेक्टर–एजुकेशन पब्लिशिंग), सुश्री जितिका रॉयल (कंटेंट स्ट्रेटेजिस्ट–नर्सिंग), श्री राजेश शर्मा (प्रोडक्शन कोऑर्डिनेटर), सुश्री सीमा डोगरा (कवर विजुअलाइज़र), नेहा वर्मा (ग्राफिक डिजाइनर), श्री अनिल सिंह (प्रुफ़रीडर), श्री दीप कुमार (टाईपसेटर) और उनकी टीम के सदस्यों को इस प्रोजेक्ट में काम करने और इसे सफल बनाने के लिए उनके पूरे सहयोग के लिए धन्यवाद। उनके सहयोग के बिना मैं यह प्रोजेक्ट पूरा नहीं कर पाती।

अनुक्रमाणिका

Solved Papers

COMMUNITY HEALTH NURSING–II

November 2023

Course: Diploma in General Nursing and Midwifery   **Year:** Third

Subject: Community Health Nursing–II   **Code:** 4514

Time: 3 hours   **M. Marks:** 75

---

1   **Four options of answer of each question are given. Only one option is correct. Choose and write only the correct option after Question No.**   **5**

1.1   **Head quarter of UNICEF is in__________**

यूनिसेफ का मुख्यालय कहाँ है?

(a) Geneva (जिनेवा)

(b) New York (न्यूयॉर्क)

(c) Australia (ऑस्ट्रेलिया)

(d) USA (यूएसए)

उत्तर   (b) New York (न्यूयॉर्क)   1

1.2   **World No Tobacco Day is celebrated on__________**

विश्व तम्बाकू निषेध दिवस मनाया जाता है__________

(a) 31 May (31 मई)

(b) 30 May (30 मई)

(c) 01 June (01 जून)

(d) 30 April (30 अप्रैल)

उत्तर   (a) 31 May (31 मई)   1

1.3   **Permanent method of family planning in male is__________**

पुरूषों में परिवार नियोजन की स्थाई विधि__________

(a) Tubectomy (ट्यूबेक्टोमी)

(b) Vasectomy (वासेक्टोमी)

(c) Laparoscopy (लेप्रोस्कोपी)

(d) Prostatectomy (प्रोस्टेटक्टोमी)

उत्तर   (b) Vasectomy (वासेक्टोमी)   1

1.4   **MTP Act was passed in the year__________**

एमटीपी अधिनियम किस वर्ष पारित किया गया था?

(a) 1970

(b) 1971

(c) 1974
(d) 1962

उत्तर (b) 1971   1

1.5   **Anthracosis is caused by__________**
एन्थ्रकोसिस किसके कारण होता है?__________
(a) Coal dust (कोयले की धूल)
(b) Cane fiber (बेंत का रेशा)
(c) Cotton dust (कपास की धूल)
(d) Metals (धातु)

उत्तर (a) Coal dust (कोयले की धूल)   1

2.   **Choose right and wrong in the following statemems:**   5
2.1   **OPV is a live Vaccine.**
ओपीवी एक जीवित टीका है।

उत्तर सही   1

2.2   **Total number of staff in Community Health Center is 30.**
सामुदायिक स्वास्थ्य केन्द्र में स्टाफ की कुल संख्या 30 है।

उत्तर गलत   1

2.3   **Indian Red Cross was established in the year 1940**
भारतीय रेड क्रॉस की स्थापना वर्ष 1940 में हुई थी।

उत्तर गलत   1

2.4   **India comprises of 28 States and 7 Union Territories**
भारत में 28 राज्य और 7 केंद्र शासित प्रदेश शामिल हैं।

उत्तर गलत   1

2.5   **First milk secreted from mother is called colostrum**
माँ से निकलने वाले पहले दूध को कोलोस्ट्रम कहा जाता है।

उत्तर सही   1

3.   **Fill up the blanks:**   5
3.1   **World Health Day is celebrated on__________**
विश्व स्वास्थ्य दिवस मनाया जाता है.

उत्तर 7th April   1

3.2   **Full form of N.R.H.M. is**
एन. आर. एच. एम. का फुल फॉर्म है

उत्तर National Health Rural Mission   1

3.3   **Causative agent of cholera is**
हैजा का कारक एजेंट है

उत्तर Vibrio Cholerae   1

3.4   **Causative agent of leprosy is**

कुष्ठ रोग का कारक एजेंट .... है।

उत्तर   Mycobacterium leprae   1

3.5   **Janani Suraksha Yojana scheme was launched on................**

जननी सुरक्षा योजना शुरू की गई थी ....

उत्तर   12th April 2005   1

4.   **Write short notes on any four of the following**

4.1   **Sources of vital statistics**

महत्वपूर्ण आँकड़ों के स्रोत

उत्तर   वर्ष 2022 की प्रश्न संख्या 5.6 देखें।

4.2   **Explain the Sixth Five Year Plan**

छठी पंचवर्षीय योजना को समझाइये।

उत्तर छठी पंचवर्षीय योजना (1980—1985) [Sixth Five Year Plan]

*   इसने मूल्य नियंत्रणों को समाप्त करके आर्थिक उदारीकरण की शुरुआत को रेखांकित किया।
*   इसे नेहरूवादी समाजवाद के अंत के रूप में देखा गया।
*   जनसंख्या वृद्धि को नियंत्रित करने के लिए, परिवार नियोजन कार्यक्रम शुरु किया गया ।
*   शिवरमन समिति की सिफारिश पर राष्ट्रीय कृषि और ग्रामीण विकास बैंक (National Bank for Agriculture and Rural Development-NABARD) की स्थापना की गई।
*   लक्षित विकास दर 5.2% और वास्तविक विकास दर 5.1%. थी, जिसका अर्थ है कि यह पंचवर्षीय योजना सफल रही।
*   रोजगार में ज्यादा से ज्यादा वृद्धि और गरीबी उन्मूलन इस योजना का प्रमुख उद्देश्य था।

4.3   **Eapanded program of immunization.**

टीकाकरण का विस्तारित कार्यक्रम।

उत्तर टीकाकरण का विस्तारित कार्यक्रम (Expanded program in immunization)

*   यह कार्यक्रम वर्ष 1978 में भारत सरकार द्वारा शुरु किया गया था।
*   इस कार्यक्रम का मुख्य उद्देश्य था टीकाकरण द्वारा नियंत्रित किए जा सकने वाले रोगों द्वारा उत्पन्न मृत्यु दर एवं रोग दर को कम करना तथा टीके (Vaccine) के निर्माण में स्वावलंबी बनना।
*   टीकाकरण की इन सेवाओं को अन्य कार्यक्रमों के साथ संलग्न किया जैसे मातृ एवं शिशु स्वास्थ्य केन्द्र (MCH centre), प्राथमिक स्वास्थ्य केन्द्र, हॉस्पिटल, क्लीनिक आदि।
*   इस कार्यक्रम का लक्षय था बच्चों में सौ प्रतिशत टीकाकरण करना।

4.4   **Role of nurse in family planning counselling**

परिवार नियोजन परामर्श में नर्स की भूमिका

उत्तर वर्ष 2020 की प्रश्न संख्या 5.1 देखें।

4.5   **Write about 20 Point Programme.**

20 सूत्री कार्यक्रम के बारे में लिखिए।

उत्तर 20 सूत्री कार्यक्रम (20 Points Programme)

- भारत में पहले बीस सूत्री आर्थिक कार्यक्रम की घोषणा 1975 में की गई थी।
- इस कार्यक्रम की शुरुआत प्रधानमंत्री इंदिरा गाँधी ने की थी।
- 20 सूत्र इस प्रकार हैं:
  1. गरीबी हटाओ
  2. जन शक्ति
  3. किसान मित्र
  4. श्रमिक कल्याण
  5. खाध सुरक्षा
  6. सबके लिए शिक्षा
  7. शुद्ध पेयजल
  8. जन–जन का स्वास्थ्य
  9. सबके लिए शिक्षा
  10. अनुसूचित जाति, जनजाति, अल्पसंख्यक एवं अन्य पिछड़ा वर्ग कल्याण
  11. महिला कल्याण
  12. बाल विकास
  13. युवा कल्याण
  14. बस्ती सुधार
  15. पर्यावरण सुरक्षा एवं वन वृद्धि
  16. सामाजिक सुरक्षा
  17. ग्रामीण सड़क
  18. ग्रामीण ऊर्जा
  19. पिछड़ा क्षेत्र विकास
  20. ई–शासन

4.6   **Mid-Day Meal Programme**

मध्याह्न भोजन कार्यक्रम

उत्तर मिड–डे न्यूट्रीशन या मिड–डे मील कार्यक्रम (Mid-Day Meal Programme)

कुपोषण की समस्या का समाधान निकालने के लिए भारत सरकार ने सन् 1997–98 में मिड–डे मील या मड–डे न्यूट्रीशन कार्यक्रम की शुरुआत की। इस कार्यक्रम के अन्तर्गत बच्चे के प्रतिदिन की भोजन आवश्यकताओं का एक तिहाई भाग जुटाया जा सकता है।

मिड–डे न्यूट्रीशन या मिड–डे मील कार्यक्रम के उद्देश्य (Aims of Mid-Day Meal Nutrition Programme)

* स्कूल जाने वाले सभी बच्चों की एक तिहाई पोषण की आवश्यकता को पूर्ण करना।
* भोजन के माध्यम से बच्चों में स्कूल एवं शिक्षा के प्रति रूचि बढ़ाना।
* स्कूल में बच्चों की अनुपस्थिति एवं ड्रापआउट कम करना।
* निर्धन वर्ग के लोगों को थोड़ी राहत पहुँचाना।

मिड–डे न्यूट्रीशन या मिड–डे मील कार्यक्रम के सिद्धांत (Principles of Mid Day Meal Nutrition Programme)

* मिड–डे न्यूट्रीशन द्वारा बच्चे की प्रतिदिन की भोजन की एक तिहाई उर्जा (Energy) तथा आवश्यक प्रोटीन की आधी मात्रा पूर्ति करना।
* निःशुल्क भोजन प्रदान करना या बहुत कम मूल्य पर भोजन प्रदान करना।
* स्कूल में पकने एवं आसानी से बनने वाले भोजन का चयन करना चाहिए।
* भोजन स्कूल में ही तैयार एवं उपलब्ध कराया जाए।
* भोजन में स्थानीय खाद्य पदार्थों का भरपूर उपयोग किया जाए।
* भोजन की व्यवस्था में स्थानीय लोगों की सहायता ली जाए।
* भोजन को पकाने एवं परोसने में स्वच्छता का विशेष ध्यान रखा जाए।
* प्रतिदिन एक ही तरह का भोजन न दिया जाए।
* यह कार्यक्रम वर्ष के 250 दिन संचालित होना चाहिए।

मिड–डे न्यूट्रीशन के अनुसार बालक की प्रतिदिन पोषण की आवश्यकता (Daily requirement of nutrition for child according to Mid-Day Meal Nutrition Programme)

* अनाज (Cereals)–75 gm/day/child
* दाल (Pulses)–30 gm/day/child
* हरी पत्तेदार सब्जियाँ (Green leafy vegetable)–30 gm/day/child
* अन्य सब्जियाँ (Other vegetables)–30 gm/day/child
* तेल (Oil)– 8gm/day/child

5. **Answer in details of any four of the following:**

5.1 **Define school health service. Write the objectives of school health service. Explain in detail about the principles school health service.**

विद्यालय स्वास्थ्य सेवा को परिभाषित करें। विद्यालय स्वास्थ्य सेवा के उद्देश्य लिखिए। विद्यालय स्वास्थ्य सेवा के सिद्धांतों के बारे में विस्तार से बताएं।

उत्तर वर्ष 2019 की प्रश्न संख्या 5.1 देखें।

विद्यालय स्वास्थ्य सेवा के सिद्धांत (Principles of School health services)

* स्कूलों में बच्चों को स्वास्थ्य और पोषण के बारे में उचित जानकारी प्रदान करना।
* बच्चों के बीच स्वास्थ्य व्यवहार को बढ़ावा देना।

- कुपोषित और एनीमिया से पीड़ित बच्चों की पहचान करना तथा बच्चों व किशोरों में रोगों का जल्द पता लगाना, उनका इलाज करना।
- स्कूलों में सुरक्षित पेयजल के उपयोग को बढ़ावा देना।
- स्वास्थ्य और कल्याण के माध्यम से योग और ध्यान को बढ़ावा देना।

5.2 Define health team. Write the composition of health team. Explain in detail about the functions of health team.

स्वास्थ्य टीम को परिभाषित करें। स्वास्थ्य टीम की संरचना लिखिए। स्वास्थ्य टीम के कार्यों के बारे में विस्तार से बताएं।

उत्तर वर्ष 2020 की प्रश्न संख्या 5.4 देखें।

5.3 List out all the National Health Programmes. Explain any one National Health Programme in detail.

सभी राष्ट्रीय स्वास्थ्य कार्यक्रमों की सूची बनाएं। किसी एक राष्ट्रीय स्वास्थ्य कार्यक्रम को विस्तार से समझाइये।

उत्तर राष्ट्रीय स्वास्थ्य कार्यक्रमों की सूची **(List of National Health Programmes)**
- National Anti-Malaria Programme
- National Leprosy Eradication Programme
- National Polio Control Programme
- Expanded program in immunization
- Revised National Tuberculosis Control Programme
- National AIDS Control Progrmme
- National AIDS Prevention and Control Policy
- National Rural Health Mission
- Reproductive and Child Health Programme (RCH)
- National Mental Health Programme
- Integrated Child Development Scheme
- MCH Programme

National Leprosy Eradication Programme

- 1955 में भारत सरकार ने National Leprosy Control Programme की शुरुआत की।
- इसके अंतर्गत leprosy के मामले का शीघ्र निदान (Early detection) एवं उसका Dapson से उपचार सम्मिलित था।
- 1983 में इस Programme को control से बदल कर Eradication Programme कर दिया गया जिसमें बहुऔषधि (Multi drug) Chemo-therapy को शामिल किया गया।
- National Leprosy Eradication Programme का लक्ष्य था case load को प्रति 10000 जनसंख्या में एक या एक से कम करना।

योजना (Strategy)

- रोग का शीघ्र निदान (Early detection of diseases)
- कम समय की बहुऔषधि थेरेपी। (Short term multi drug therapy)
- स्वास्थ्य शिक्षा (Health education)
- घाव एवं विकार की देखभाल एवं पुर्नवासन (Wound and deformity care and rehabilitation)

National Leprosy Eradication Programme के कार्य

- **विकेन्द्रीयकरण एवं संस्थागत विकास (Decentralization and institutional development)**
  - Leprosy सेवाओं को सामान्य स्वास्थ्य सेवाओं के साथ सम्मिलित करना।
  - राज्य Leprosy समिति को राष्ट्रीय ग्रामीण स्वास्थ्य मिशन (NRHM) में सम्मिलित करना।
- **प्रभावी एवं समकालित सेवाएँ प्रदान करना (Strengthening and integration of service delivery)**
  - निदान एवं उपचार सुविधाओं का आसानी से उपलब्ध होना।
  - सभी कार्य दिवस पर सेवाओं का उपलब्ध होना।
  - चिकित्सा अधिकारी द्वारा रिकॉर्ड को नियमित रूप से पूरा करना।
  - परिवार एवं रोगी की कॉउसिलिंग अनिवार्य रूप से करना।
  - गम्भीर रोगी को प्राथमिक स्वास्थ्य केन्द्र में रेफर करना।
  - प्राथमिक स्वास्थ्य केन्द्र में MDT (Multi drug therapy) की औषधि की आपूर्ति रखना।
- **विकारता की देखभाल एवं रोकथाम (Disability care and prevention)**
  - पुर्ननिर्माण सर्जरी (Reconstruction Surgery) को बढ़ावा देना।
  - MCR जूतों को जरूरतमंद लोगों को देना।
- **स्वास्थ्य शिक्षा (Community education)**
  - समाज को Leprosy के बारे में बताना।
  - Leprosy संबंधित भ्रम एवं अंधविश्वास दूर करना।
  - सरकार द्वारा प्रदान सेवाओं की जानकारी तथा प्रचार करना।
- **प्रशिक्षण (Training)**
  - Leprosy कार्यक्रम में कार्यरत सभी स्वास्थ्य कार्यकर्ताओं का समय–समय पर प्रशिक्षण लेते रहना।

5.4 **What are the objectives of STD Control Programme? Explain in detail about the strategy of STD Control Programme**

एसटीडी नियंत्रण कार्यक्रम के उद्देश्य क्या है? एसटीडी नियंत्रण कार्यक्रम की रणनीति के बारे में विस्तार से बताएं

उत्तर एसटीडी नियंत्रण कार्यक्रम के उद्देश्य (**STD Control Programme Objective**)

- STD केस को कम करना तथा जोखिम कारकों को घटा कर HIV के transmision का नियंत्रण करना।
- STD के कारण होने वाली short term एवं Long term मृत्यु एवं रोगों की दर को कम करना।

एस टी डी नियंत्रण कार्यक्रम की रणनीति (**Strategy of STD Control Programme**)

- पूर्णतः तथा प्रभावी कार्यक्रम प्रबंधन का विकास करना।
- शिक्षा, जानकारी तथा संचार द्वारा STD/HIV के transmission की रोकथाम करना तथा कंडोम के प्रयोग द्वारा सुरक्षित यौनिक व्यवहार को बढ़ावा देना।
- पर्याप्त एवं पूर्ण रूप से किसी केस के प्रबंधन की व्यवस्था जिसमें निदान (diagnosis), उपचार (treatment), काउंसलिंग (counselling), साथी को नोटिस देना (partner notification) तथा अन्य बीमारियों की स्क्रीनिंग करना।
- उपलब्ध स्वस्थ सुविधाओं को ताकतवर बना कर तथा नई सुविधाओं का प्रावधान करना ताकि STD से संबंधित स्वास्थ्य देखभाल की उपलब्धि बढ़ सके एवं लोग आसानी से उसका लाभ उठा सकें।
- केस फाइंडिंग तथा स्क्रीनिंग द्वारा लक्षणरहित संक्रमण का पता लगा कर उन्हें तुरन्त उपचार प्रदान करना।
- इस कार्यक्रम की मुख्य रणनीति है या ऊपर लिखी रणनीति के आधार पर STD सेवाओं को हमारे मौजूदा स्वास्थ देखभाल तंत्र (public एवं Private) के साथ एकीकृत (integrate) करना विशेषकर इस बात पर विशेष ध्यान देना कि यह प्राथमिक स्वास्थ्य देखभाल स्तर (PHC level) पर भी किया जा रहा है।

5.5 **What are the objectives of Yaws Eradication Programme. Explain in detail about the strategy of Yaws Eradication Programme.**

यॉज उन्मूलन कार्यक्रम के उद्देश्य क्या हैं? यॉज उन्मूलन कार्यक्रम की रणनीति के बारे में विस्तार से बताएं।

उत्तर यॉज उन्मूलन कार्यक्रम के उद्देश्य (**Objectives of Yaws Eradication programme**)

- यॉज उन्मूलन कार्यक्रम का उद्देश्य है देश में यॉज के संचरण को बाधित करना (इसका अर्थ है कोई संक्रमण केस नहीं होना) और अंत में यॉज

उन्मूलन को प्राप्त करना। (To inturupt the transmission of Yaws infection in the Country).

- पाँच वर्ष से कम उम्र के बच्चों में कसे RPR/VDRL के प्रति शून्य सीरों reactivity.

याँज उन्मूलन कार्यक्रम की रणनीति (Strategy for Yows Eradication Programme)

- **जनशक्ति का विकास (Manpower development)**
  - कार्यक्रम के चिकित्सा अधिकारी को एक दिन का प्रशिक्षण दिया जाता है। साथ ही उन्हें एक पुस्तिका दी जाती है, जिसका वह भविष्य में रेफरेन्स तथा मार्गदर्शन के लिए प्रयोग कर सकते हैं। फिर यह चिकित्सा अधिकारी पैरामेडिकल स्टाफ को ट्रेनिंग प्रदान करता है, जो लोग उसके प्राथमिक स्वास्थ्य केन्द्र में कार्यरत है।

- **केस का पता लगाना (Case finding)**
  - केस का पता सक्रिय रूप से घर–घर जाकर लगाया जाता है। यह कार्य प्रशिक्षित स्वास्थ्य कार्यकर्ता द्वारा किया जाता है। केस का पता चलने पर उनका एवं उनके संपर्क में आये लोगों का उपचार आरंभ किया जाता है।
  - Inj Benzathine Pericillin की एक डोज़ दी जाती है। यह drug of choice होता है।

- **सक्रिय खोज के ऑपरेशन (Active search operation)**
  - सक्रिय खोज के ऑपरेशन को निर्देशानुसार आरंभ किया गया है।
  - दो सक्रिय खोज प्रत्येक साल की जाती है, जिनमें एक खोज बरसात के मौसम के खत्म होने के बाद की जाती है।
  - प्रत्येक खोज में कोशिश की जाती है कि जितने भी केस मिले हैं उसका उपचार किया जाए एवं उनके संपर्क में आए लोगों का भी उपचार किया जाता है ताकि संचरण के चैन को तोड़ा जा सके।
  - जिले की सीमा पर यह एक साथ एवं समन्वित (coordinated) तरीके से की जाती है।

- **जानकारी, शिक्षा एवं संचार क्रियाएँ (IEC activities)**
  - समुदाय के लोगों को याँज के बारे में, इसके संचरण, बीमारी, रोकथाम तथा नियंत्रण के बारे में जानकारी प्रदान करना।
  - लोगों में याॅज के प्रति जागरुकता पैदा करना।
  - लोगों को समझ के अनुसार अनुकूल जागरुकता कार्यक्रम का प्रयोग करना तथा लोगों को इन जागरुकता कार्यक्रमों में सक्रीय भाग लेने के लिए प्रेरित करना।

- बहुक्षेत्रीय दृष्टिकोण (**Multisectoral approach**)
    - इस कार्यक्रम को प्रभावी बनाने के लिए अनन्य क्षेत्र के लोगों का शामिल होना, भी आवश्यक है।
    - विशेषकर समुदाय में जागरुकता बनाने, केस डिडक्ट करने तथा उपचार के लिए।

5.6 Define health. Explain in detail about the functions of Union Health Ministry

स्वास्थ्य को परिभाषित करें। केंद्रीय स्वास्थ्य मंत्रालय के कार्यों के बारे में विस्तार से बताएं।

उत्तर स्वास्थ्य का अर्थ है। शरीर, दिमाग या आत्मा का स्वस्थ तथा मजबूत होना जिसमें मुख्य रूप से शारीरिक बीमारी या दर्द न होना है।

स्वास्थ्य का अर्थ है, न केवल बीमारी या शारीरिक कमजोरी की अनुपस्थिति अपितु, शारीरिक, मानसिक और सामाजिक रूप से पूर्णतया स्वस्थय होना।

- केन्द्रीय स्वास्थ्य मंत्रालय के कार्य (**Functions of Union Health Ministry**)
    - सभी नागरिकों को सार्वभौमिक स्वास्थ्य देखभाल सुविधा सुलभ कराने और विशेष समूहों को प्राथमिकता देने के लिए स्वास्थ्य और परिवार कल्याण विभाग को तकनीकी सहायता प्रदान करना।
    - चिकित्सा शिक्षा काउंसिलिंग में पारदर्शिता लाना और मानकों को बनाए रखना।

COMMUNITY HEALTH NURSING–II

November 2022

Course: Diploma in General Nursing and Midwifery   **Year:** Third

Subject: Community Health Nursing–II   **Code:** 4514

Time: 3 hours   **M. Marks:** 75

1   **Four options of answer of each question are given, only one option is correct. Choose and write only correct option after Question No. 5**

1.1   **First National Health Policy was formulated in:**

पहली राष्ट्रीय स्वास्थ्य नीति .... में तैयार की गई थी।

(a) 1982

(b) 1983

(c) 1992

(d) 1993

उत्तर   (b) 1983   1

1.2   **First dose of vitamin A is given at ....age:**

विटामिन ए की पहली खुराक ...... में दी जाती है।

(a) 6 weeks (छः सप्ताह)

(b) 10 weeks (दस सप्ताह)

(c) 9 months (नौ महीने)

(d) 16 weeks (सोलह सप्ताह)

उत्तर   (c) 9 month (नौ महीने)   1

1.3   **Geriatric nursing is:**

जरा चिकित्सा नर्सिंग क्या है?

(a) Nursing care of elderly (बुजुर्गों की नर्सिंग देखभाल)

(b) Nursing care of mother (मां की नर्सिंग देखभाल)

(c) Nursing care of child (बच्चे की देखभाल)

(d) All of the above (उपरोक्त सभी)

उत्तर   (a) Nursing care of elderly (बुजुर्गों की नर्सिंग देखभाल)   1

1.4 **Essential obstetric care and emergency obstetric care are important component of:**

अनिवार्य प्रसव देखभाल और आपातकालीन प्रसव देखभाल इस कार्यक्रम का अंग है।

(a) National Family Planning Programme (राष्ट्रीय परिवार नियोजन कार्यक्रम)

(b) 20 Points Programme (20 सूत्रीय कार्यक्रम)

(c) RCH Programme (आर० सी० एच० कार्यक्रम)

(d) None of these (इनमें से कोई नहीं)

उत्तर (c) RCH Programme (आर० सी० एच० कार्यक्रम)   1

1.5 **Headquarter of WHO is in:**

WHO का मुख्यालय कहाँ है

(a) Geneva (जीनेवा)

(b) New York (न्यूयॉर्क)

(c) Iceland (आइसलैंड)

(d) USA (यू. एस. ए.)

उत्तर (a) Geneva (जीनेवा)   1

2 **Choose right or wrong in the following statements:**   5

2.1 **Sub centre covers 12000 populations.**

उपक्रेंद मे 12000 की आबादी शामिल है।

उत्तर गलत   1

2.2 **Rifampicin is a drug used for the treatment of tuberculosis.**

रिफैम्पिसिन तपेदिक के इलाज के लिए इस्तेमाल की जाने वाली दवा है।

उत्तर सही   1

2.3 **Vasectomy is permanent family planning method of female.**

वसेक्टमी महिला की स्थायी परिवार नियोजन विधि है।

उत्तर गलत   1

2.4 **Iron and folic acid is important for prevention and treatment of anaemia.**

एनीमिया की रोकथाम और उपचार के लिए आयरन और फोलिक एसिड महत्वपूर्ण है।

उत्तर सही   1

2.5 **Measles vaccine is given at 9 months of age.**

खसरे का टीका 9 महीने की उम्र में दिया जाता है।

उत्तर सही   1

3 **Fil up the blanks:**   5

3.1 **The President of Gram Panchayat is known as............**

ग्राम पंचायत के अध्यक्ष को .... के रूप में जाना जाता है।

उत्तर Pradhan/Sarpanch   1

3.2   **Community health centre covers .... Population.**
सामुदायिक स्वास्थ्य केंद्र .... जनसंख्या को कवर करता है।

उत्तर   1,20,000   1

3.3   **Citrus fruits are good source of vitamin...............**
खट्टे फल विटामिन .... के अच्छे स्रोत हैं।

उत्तर   Vitamin C   1

3.4   **Malaria is a .... borne disease.**
मलेरिया एक .... जनित रोग है।

उत्तर   Vector   1

3.5   **..................Therapy is given to prevent dehydration.**
निर्जलीकरण को रोकने के लिए थेरेपी दी जाती है।

उत्तर   ORS   1

4.   **Write short notes on any 4 of the following**

4.1   **Demographic cycle (जनसांख्यिकी)**

उत्तर   **परिभाषा (Definition)**
जनसांख्यिकी जनसंख्या के अध्यन को कहते हैं।

या

विज्ञान की वह शाखा जिसमें मानव जनसंख्या का अध्ययन किया जाता है उसे जनसांख्यिकी कहते हैं।

जनसांख्यिकी के तत्व (Element of Demography)

* जनसंख्या के आकार में परिवर्तन (Change in size of Population)
* जनसंख्या की संरचना (Composition of Population)
* जनसंख्या का क्षेत्र के अनुसार वितरण (Distribution of Population according to space)

जनसांख्यिकी चक्र (Demography cycle)

* पहला चरण – उच्च स्थिरता (First stage-high stationary)
  - इसमें जन्म दर एवं मृत्यु दर बहुत ज्यादा होती है, जिसके कारण जनसंख्या स्थिर रहती है।
* दूसरा चरण – आरम्भिक विस्तार (Second stage-Early Expanding)
  - मृत्यु दर कम होने लगती है, किन्तु जन्म दर में कोई बदलाव नहीं होता है।
* तीसरा चरण – देर से विस्तार (Third stage-Late Expanding)
  - इसमें मृत्यु दर में और गिरावट आती है, लेकिन जन्म दर समान रहता है।
* चौथा चरण – कम स्थिरता (Fourth stage-Low Stationary)
  - इस चरण में जन्म दर एवं मृत्यु दर दोनों में ही कमी आती है।

जनसांख्यिकी प्रक्रियाएँ (Demography Process)

जनसांख्यिकी को 5 निम्नलिखित प्रक्रियाएँ प्रभावित करती हैं:

- मृत्यु दर (Mortality Rate)
- प्रजननता दर (Fertility Rate)
- विवाह (Marriage)
- प्रवासन (Migration)
- सामाजिक गतिशीलता (Social Mobility)

जनसांख्यिकी के स्रोत (Sources of Demography)

- राष्ट्रीय सेम्पल सर्वे (National Sample Survey)
- जनगणना (Census)
- जन्म एवं मृत्यु का पंजीकरण (Registration of birth and death)
- बीच–बीच में किए जाने वाले आँकड़े का अध्ययन

4.2 Levels of prevention. (रोकथाम का स्तर)

उत्तर वर्ष 2020 की प्रश्न संख्या 4.5 देखें।

4.3 Premanent method of family planning. (परिवार नियोजन के स्थायी तरीके)

उत्तर वर्ष 2020 की प्रश्न संख्या 5.1 देखें।

4.4 Write about DOTS under RNTCP

आर. एन. टी. सी. पी. प्रोग्राम के अन्तर्गत दिये जाने वाले डाट्स के बारे में लिखिए।

उत्तर डाट्स (DOTS)

RNTCP प्रोग्राम के अंर्तगत ट्यूबरक्लोसिस (Tuberculosis या क्षयरोग) के मरीजों का प्रभावकारी तरीके से इलाज करने के लिए भारत सरकार ने DOTS प्रोग्राम की शुरूआत की। इसका पूरा अर्थ है Directly observed treatment, short course (डायरेक्टली ऑवजर्वड ट्रीटमेन्ट सार्ट कोर्स)

- इस कार्यक्रम के अन्तर्गत मरीज को दी गई दवाई को उसे किसी प्रशिक्षित स्वास्थ्य कार्यकर्ता के सामने खाना होता है।

DOTS की दवाइयाँ

TB के इलाज के लिए निम्नलिखित 7 प्रकार की औषधियों का प्रयोग किया जाता है। जो है:

- स्ट्रैप्टोमाइसीन (Streptomycin)
- आइसोनियाजिड (Isoniazid)
- पैरा–अमीनोसेलीसिलेट (Para aminosalicylate-PAS)
- रिफैम्पीसिन (Refampicin)
- पाइराजीनामाइड (Pyrazinamide)
- इथाम्ब्यूटॉल (Ethambutol)
- थायासीटाजोन (Thiacetazone)

DOTS के लाभ

- DOTS से सभी मरीजों के दवा लेने को नियंत्रित किया जा सकता है।
- यह TB को फैलने से रोकता है।
- DOTS के आधार पर औषधि लेने से शरीर में औषधि प्रतिरोधक (drug resistance) क्षमता उत्पन्न नहीं होती है।
- DOTS के आधार पर औषधि लेने से उपचार के असफलता एवं पुनः पतन (relapse) को रोका या कम किया जा सकता है।

कौन–कौन DOTS की औषधि दे सकता है–

- परिचारिका (Nurse)
- स्थानीय स्वास्थ्य संगठन (Local health department)
- आशा (ASHA)
- स्त्री व पुरूष स्वास्थ्य कार्यकर्ता (Female or male health worker)
- फार्मसिस्ट (Pharmacist)

4.5 Immunization.

उत्तर वर्ष 2020 की प्रश्न संख्या 4.2 देखें।

4.6 Functions of female health worker.

महिला स्वास्थ्य कार्यकर्ता की नौकरी की जिम्मेदारी लिखें।

उत्तर महिला स्वास्थ्य कार्यकर्ता की नौकरी की जिम्मेदारी

(Job Responsibilities Female Health Worker)

- प्रजनन एवं बाल स्वास्थ्य सेवाओं (Maternal and child health services, MCH) में अपने कार्यों एवं उत्तरदायित्वों को पूरा करना।
- परिवार नियोजन (Family Planning) सम्बंधी कार्यक्रमों में सहभागिता।
- चिकित्सकीय गर्भपात (Medical Termination of Pregnancy) सेवाओं का प्रचार करना एवं उससे संबंधित शिक्षा देना।
- पोषण संबंधित (Nutrition related) कार्य एवं शिक्षा प्रदान करना।
- व्यापक टीकाकरण कार्यक्रम (Universal Immunization Programme) का पालन एवं संचालन करना।
- संक्रामक रोगों की रोकथाम करना, तथा उससे संबंधित अधिसूचना (Notification) स्वास्थ्य केन्द्र में देना।
- पारम्परिक दाईयों (Traditional birth attendant) के प्रशिक्षण में भाग लेना।
- उपकेन्द्र (Sub-centre) के लिए निर्धारित सभी रिकार्ड रखना तथा समय–समय पर उन्हें प्रेषित करना।
- प्राथमिक चिकित्सा सुविधाएँ प्रदान करना।
- स्वास्थ्य दल (Health team) के सदस्य के रूप में सौंपे गये कार्यों को पूरा करना।

- सूचना, शिक्षा तथा संचार (Information, education and communication) कार्यक्रमों के तहत लोगों में स्वास्थ्य के प्रति जागरूकता बढ़ाना।

5.   **Write in details any four of the following:**

5.1   **Define family welfare. Classify contraceptive methods.**

परिवार कल्याण को परिभाषित करें। गर्भनिरोधक विधियों को वर्गीकृत करें

उत्तर वर्ष 2020 की प्रश्न संख्या 5.1 देखें।

5.2   **Define MCH. Write aims and objectives of MCH Programme. Write in details the role of community health nurse in MCH care.**

एमसीएच को परिभाषित करें। एमसीएच कार्यक्रम के लक्ष्य और उद्देश्य लिखिए। एमसीएच देखभाल में सामुदायिक स्वास्थ्य नर्स की भूमिका विस्तार से लिखिए।

उत्तर वर्ष 2019 की प्रश्न संख्या 5.3 देखें।

5.3   **Enlist major health problems in India. The role of Nurse in prevention of nutrition deficiency problem.** भारत में प्रमुख स्वास्थ्य समस्याओं को सूचीबद्ध करें। पोषण की कमी की समस्याओं की रोकथाम में नर्स की भूमिका।

उत्तर वर्ष 2019 की प्रश्न संख्या 5.5 देखें।

पोषण की कमी से होने वाली बीमारियों की रोकथाम में नर्स की भूमिका

- **पोषण के प्रति जागरुकता बढ़ाना (Increased awareness regarding nutrition)**
    - खाद्य पदार्थों की पोषकता की जानकारी प्रदान करना।
    - स्थानीय रूप से उपलब्ध खाद्य पदार्थों के सेवन का महत्व एवं उनकी पौषक विशेषता के बारे में लोगों को अवगत कराना।
    - बच्चे को छः महीने तक सिर्फ स्तनपान कराने के लाभ के बारे में अवगत कराना।
    - पोषण को हानि पहुँचाने वाली कुप्रथाओं एवं विक्षासों के बारे में लोगों को अवगत कराना।
    - खाना बनाने की सही तिथि एवं तरीकों की जानकारी प्रदान करना।
    - भोजन में संतुलित रूप से सभी प्रकार के आहारों को सम्मिलित करना।
    - बीमारी के दौरान बच्चे एवं बड़ों में पोषण का ध्यान रखना।
    - बच्चों में साफ–सफाई संबंधित आदतों को बढ़ावा देना।

- **कुपोषण की जल्दी जाँच करना तथा उसका निवारण करना (Early detection of malnutrition and intervention)**
    - बच्चों में कुपोषण के लक्षणों का पता लगाना ताकि समय पर उसका उपाय किया जा सके।
    - कुपोषण के शिकार बच्चों में चार्ट की रिकॉर्डिंग करना ताकि उनके कुपोषण के स्तर का पता लगाया जा सके।

- बच्चे के वजन तथा लम्बाई एवं हाथ की गोलाई का माप नियमित समय पर करना ताकि बच्चे के पोषण के स्तर का पता लगाया जा सके।

- **पोषक सप्लीमेन्ट (Nutrition Supplement)**
  - गर्भावस्था के दौरान माँ को पोषक आहार प्रदान करना।
  - गर्भावस्था के दौरान माँ को supplement का मात्रा प्रदान करना।
  - गर्भवती स्त्री एवं उसके अजन्मे बच्चे में किसी प्रकार के शारीरिक विकास के विकार का पता लगाना।
  - गर्भवती महिला में अनीमिया का निवारण करना
  - बच्चों को उम्र और आवश्यकतानुसार supplements प्रदान करना।
  - मीनोपॉस महिलाओं को Calcium supplement प्रदान करना ताकि osteoporosis की रोकथाम की जा सके।

5.4 Define Health Team. Explain the functions of team members.
स्वास्थ्य टीम की परिभाषा लिखें। टीम के सदस्यों के कार्यों को समझाऐं।

उत्तर **स्वास्थ्य टीम (Health Team) की परिभाषा**

स्वास्थ्य टीम व्यक्तियों के उस समूह को कहते हैं, जिसका उद्देश्य एवं लक्ष्य समान होता है तथा जो परस्पर संबंध एवं सहयोग से लोगों को उचित सेवाएँ प्रदान कर, उनके स्वास्थ्य में वृद्धि एवं विकास करते हैं।

स्वास्थ्य टीम के कार्य (Function of health team)

- मातृत्त्व एवं बाल चिकित्सा स्वास्थ्य सेवाएँ प्रदान करना।
- परिवार नियोजन संबंधित कार्यक्रमों का आयोजन करना एवं इसको बढ़ावा देना।
- गर्भावस्था में चिकित्सकीय गर्भपात करने की सेवाएँ प्रदान करना।
- फैलने वाली बीमारियों की रोकथाम का प्रबंधन करना।
- सामुदायिक स्वास्थ्य सेवा प्रदान करने वाली दाई का प्रशिक्षण देना।
- आवश्यक आयोजनों (Vital events) का पंजीकरण करना।
- रिकॉर्ड की देखभाल करना (Maintenance of records)
- प्राथमिक स्वास्थ्य सेवा एवं परामर्श की सेवाएँ प्रदान करना।
- टीम की गतिविधियों को समायोजित करना।
- सर्वे प्रणाली को संपूर्ण कराना।
- टीकाकरण कार्यक्रम का आयोजन करना तथा उनका कार्यान्वयन करना।
- फैलने वाली बीमारियों की रिपोर्ट की पहचान करना।
- फौलो–अप एवं रैफरल सेवाएँ प्रदान करना।
- स्वास्थ्य सेवा कर्मचारियों द्वारा स्वास्थ्य संबंधित कार्यक्रमों का आयोजन कराना।
- सामूहिक बैठकों का आयोजन करना।
- आपूर्ति (supply) तथा यंत्रों की देखभाल एवं निरीक्षण करना।
- प्रशिक्षण प्रदान करना

- प्राथमिक चिकित्सा देखभाल प्रदान करना।
- नियमित शिक्षा (continuing education) का आयोजन करना।
- टीम के सदस्यों तथा गाँव के लोगों में सहयोगी कार्य कराना।
- निरीक्षण की योजना बनाना।
- प्राथमिक केन्द्र, उप केन्द्र (sub-centre) तथा जिला स्तर पर प्रशासनिक कार्यक्रम देखना।
- स्वास्थ देखभाल टीम के सदस्यों का पर्यवेक्षण (supervision) करना।
- शिक्षा, निर्देशन (orientation), इन–सर्विस शिक्षा, दाई का प्रशिक्षण, छात्रों का प्रशिक्षण आदि कराना।
- स्कूल स्वास्थ्य सेवाओं का प्रावधान करना।
- लैबोरेटरी में मलेरिया या क्षयरोग (टीवी) जैसी बीमारियों की जाँच करना तथा दवा लेने या देने का आदेश देना।

5.5 Enlist International health agencies. Explain in details about UNICEF.

अंतरराष्ट्रीय स्वास्थ्य एजेंसियों को सूचीबद्ध करें। यूनिसेफ के बारे में विस्तार से बताएं।

उत्तर International Health Agencies

- विश्व स्वास्थ्य संगठन (World health organization)
- UNICEF (United Nation International Children's Emergency Fund)
- रेड क्रास (Red Cross)

UNICEF (United Nation International Children's Emergency Fund)

- इसकी स्थापना सन् 1946 में United Nation General Assembly में की गई।
- इसकी स्थापना का मुख्य उद्देश्य लड़ाई (War) से प्रभावित बच्चों के पुनर्वासन था।
- 1953 में इसे United Nation Children's Fund की संज्ञा दी गई, पर UNICF ऐसे ही रखा गया।
- इसका मुख्यालय न्यूयॉर्क (New York-USA) में है।

UNICF के कार्य (Function of UNICF)

- **बच्चों को स्वास्थ्य संबंधित सेवाएँ प्रदान करना जिसमें मुख्य हैं–**
  - टीकाकरण (Immunization)
  - माँ एवं बच्चें को प्राथमिक स्वास्थ्य सेवाएँ उपलब्ध कराना। (Providing primary health services to mother and child)
  - परिवार नियोजन (Family planning)
  - सुरक्षित जल एवं उचित साफ–सफाई (Safe water and adequate sanitation)

- **बच्चे का पोषण (Nutrition of child)**
    - अतिरिक्त पोषण की सुविधा। (Facility of supplement food)
    - राष्ट्रीय आहार एवं पोषण नीति के विकास को प्रोत्साहन देना।
    - ग्रामीण समुदाय के लोगों तक उचित पोषण पहुँचाना।
- **परिवार शिशु कल्याण (Family and child welfare)**
  इसका मुख्य उद्देश्य है बच्चे की देखभाल को हर स्थान एवं स्तर पर सुधारना।
- **शिक्षा (Education)**
  बच्चे की वृद्धि एवं विकास से संबंधित सूचना को औपचारिक एवं अनऔपचारिक रूप से प्रसारित करना।
  इस अभियान को UNICEF ने GOBI अभियान के नाम से चलाया है जिसके अंतर्गत चार योजनाएँ आती हैं:
    - G-Growth chart (वृद्धि चार्ट)
    - O-Oral Rehydration Therapy
    - B-Breastfeeding (स्तनपान)
    - I-Immunization (टीकाकरण)

5.6 **What are vital health statistics? Explain the sourses of vital health statistics. Write the uses of vital health statistics.**

अनिवार्य आँकड़े की परिभाषा लिखिए। अनिवार्य आँकड़े के स्रोत क्या–क्या हैं?

उत्तर अनिवार्य आँकड़े (Vital statistics)–
वह आँकड़े जो व्यवस्थित ढंग से इकट्ठे किए जाते है, संख्यात्मक ढंग से संग्रहित किए जाते हैं तथा जीवन काल के अत्यावश्यक घटना क्रम से संबंधित या प्राप्त किए जाते हैं, इन आँकड़ों को अनिवार्य आँकड़ें (Vital statistics) कहते हैं।

अनिवार्य आँकड़े के स्रोत (Sources)

- **जनगणना (Census)**–जनगणना में आबादी के प्रत्येक व्यक्ति से एक निध् ‌ारित अवधि के भीतर सम्पर्क कर उससे संबंधित जानकारी एकत्रित की जाती है। जनगणना के आँकड़े स्वास्थ्य की स्थिति को प्रतिबिम्बित करते हैं। भारत में जनगणना प्रत्येक 10 वर्ष के अंतराल पर की जाती हैं।
- **जन्म एवं मृत्यु का पंजीकरण (Registration of birth and death)**– 1 अप्रैल 1970 में भारत सरकार ने जन्म एवं मृत्यु पंजीकरण अधिनियम बनाया। यह दो जनगणना के वर्षों के काल में जनसंख्या में होने वाले परिवर्तनों के बारे में जानकारी प्राप्त करने का विश्वसनीय स्रोत है। इसके अन्तर्गत जन्म् को 14 दिन एवं मृत्यु को 7 दिन के अंदर पंजीकृत कराना अनिवार्य हैं।

- **रोगों की अधिसूचना (Notification of diseases)**—इससे शासन को समुदाय में होने वाले अधिसूचनीय रोग से पीड़ित व्यक्तियों की संख्या की जानकारी प्राप्त होती है।
- **अस्पतालों एवं स्वास्थ्य केन्द्रों के रिकार्ड**—समुदाय में फैले हुए बहुत से रोगों की जानकारी अस्पतालों एवं स्वास्थ्य केन्द्रों के अन्तरंग और बाह्य रोगियों के रिकार्ड से प्राप्त होती है।
- **रोगों के रजिस्टर**—इनमें सम्बन्धित रोगों का स्थायी रिकार्ड होता है जिससे रोग की अवधि, रोगी की मृत्यु हो जाना अथवा जीवित रहने के कारकों का पता चलता है।
- **स्वास्थ्य सर्वेक्षण**—किसी स्थान की आबादी, उसके स्वास्थ्य एवं उसे प्रभावित करने वाले कारक एवं स्वास्थ्य सेवाओं की उपलब्धता के बारे में जानकारी मिलती है।
- **पर्यावरणीय स्वास्थ्य सर्वेक्षण**—स्वास्थ्य को प्रभावित करने वाले कारकों की जानकारी प्राप्त होती है।

आवश्यक आँकड़े के उपयोग (Uses of vital statistics)

- यह समुदाय में स्वास्थ्य की स्थिति को नापने का कार्य करता है (जैसे समस्याएँ, उनका प्रकार, संसाधन आदि।)
- यह वर्तमान स्वास्थ्य स्थिति (health state) को तथा पुरानी स्वास्थ्य स्थिति की तुलना करने में सहायता प्रदान करता है।
- यह राष्ट्र के स्वास्थ्य स्तर की तुलना अन्य राष्ट्रों से करने में सहायता प्रदान करता है।
- यह स्वास्थ्य सेवाओं संबंधित नियोजन (planning) एवं उनका प्रशासन, संचार एवं सुधार करने में सहायक होता है।
- यह स्वास्थ्य कार्यक्रम की प्राथमिकता (priority) को निर्धारित करने में उपयोग किया जाता है।
- यह स्वास्थ्य सेवाओं का हल ढूढ़ने में प्रयोग किया जाता है।
- समुदाय की भविष्य की जरूरतों को पूरा करने में उपयोगी होता है।
- यह स्वास्थ्य कार्यक्रमों के मूल्यांकन (evaluation) में उपयोगी होता है।
- स्वास्थ्य कार्यों से संबंधित अनुसंधान (research) में भी इसका प्रयोग किया जाता है।
- यह स्वास्थ्य की प्रवृति (trends) की भविष्यवाणी में उपयोगी होते हैं।
- यह स्वास्थ्य संबंधी कानूनी नियम बनाने में उपयोग किए जाते हैं।
- यह राष्ट्रीय एवं अंतर्राष्ट्रीय स्वास्थ्य की प्रवृति निर्धारित करते हैं तथा नियोजन (planning) में सहायक होते हैं।
- यह समाज सुधार एवं स्वास्थ्य विकास (health development) में उपयोगी सिद्ध होते हैं।
- यह स्वास्थ्य कार्य में जनता के सहयोग को प्रोत्साहित करते हैं।

COMMUNITY HEALTH NURSING–II

December 2021

Course: Diploma in General Nursing and Midwifery   **Year:** Third
Subject: Community Health Nursing–II   **Code:** 4514
Time: 3 hours   **M. Marks:** 75

1   Four options of answer of each question are given. Only one option is correct. Choose and write only correct option after question No.   **5**

1.1   **The total staff at CHC is:**
सीएचसी में कुल स्टाफ है:
(a) 6
(b) 10–12
(c) 20–25
(d) 45–50
उत्तर (c) 20–25   1

1.2   **The first unit from which referral starts at community level is.**
पहली इकाई जिससे सामुदायिक स्तर पर रेफरल शुरू होता है।
(a) PHC (पीएचसी)
(b) CHC (सीएचसी)
(c) Sub Centre (उपकेंद्र)
(d) District Hospital (जिला अस्पताल)
उत्तर (d) CHC (सीएचसी)   1

1.3   **The public health nurse who does blood pressure screening and related health education is conducting activities in the level of:**
रक्त चाप जांच और संबंधित स्वास्थ्य शिक्षा करने वाली सार्वजनिक स्वास्थ्य नर्स के स्तर पर गतिविधियों का संचालन कर रही है:
(a) Primary prevention (प्राथमिक रोक–थाम)
(b) Secondary prevention (माध्यमिक रोक–थाम)
(c) Tertiary prevention (तृतीयक रोक–थाम)
(d) Focused prevention (केंद्रित रोक–थाम)
उत्तर (a) Primary prevention (प्राथमिक रोक–थाम)   1

1.4 Importance of records for patients:
रोगियों के लिए अभिलेखों का महत्व:

    (a) Legal evidence (कानूनी सबूत)

    (b) It avoids duplication of treatment measures
    (यह उपचार उपायों के दोहराव से बचाता है)

    (c) It will assist in continuity of patient care
    (यह रोगी देखभाल की निरंतरता में सहायता करेगा)

    (d) All of the above (ऊपर के सभी)

उत्तर (d) All of the above (ऊपर के सभी)   1

1.5 First and foremost element of PHC is:
पीएचसी का पहला और सबसे महत्वपूर्ण तत्व है:

    (a) Immunization (टीकाकरण)

    (b) FP/MCH (एफपी/एमसीएच)

    (c) Health education (स्वास्थ्य शिक्षा)

    (d) Provision of safe drinking water
    (सुरक्षित पेय जल की व्यवस्था)

उत्तर (c) Health education (स्वास्थ्य शिक्षा)   1

2. Choose right and wrong in the following statements.
निम्नलिखित कथनों में सही और गलत का चयन कीजिए।   5

2.1 BCG vaccine is example of killed vaccine
बीसीजी वैक्सीन किल्ड वैक्सीन का उदाहरण है।

उत्तर गलत   1

2.2 The best way of health promotion in children is tertiary prevention:
बच्चों में स्वास्थ्य संवर्धन का सबसे अच्छा तरीका तृतीय रोकथाम है।

उत्तर गलत   1

2.3 Vasectomy is an example of female permanent contraception
पुरुष नसबंदी महिला स्थायी गर्भनिरोधक का एक उदाहरण है।

उत्तर गलत   1

2.4 Family is the most basic unit of society
परिवार समाज की सबसे बुनियादी इकाई है।

उत्तर सही   1

2.5 The oral dose of vitamin A should start at 12 months of age in children.
विटामिन ए की मौखिक खुराक बच्चों में 12 महीने की उम्र से शुरू होनी चाहिए।

उत्तर गलत   1

3. **Fill up the blanks: रिक्त स्थान भरें।**   **5**

3.1 Aedes aegypti is responsible for spread of ....
एडीज एजिप्टी .... रोग के प्रसार के लिए जिम्मेदार है।

उत्तर Dengue   1

3.2 Polio vaccine given orally is called .... vaccine
मौखिक रूप से दिए जाने वाले पोलियो के टीके को .... वैक्सीन कहते हैं।

उत्तर Sabin   1

3.3 A disease that is transmitted through contact is............ disease
एक रोग जो संपर्क के माध्यम से फैलता है .... रोग है।

उत्तर Contagious   1

3.4 Oral contraceptive is an example of ....Method of family planning.
मौखिक गर्भनिरोधक .... परिवार नियोजन की विधि का एक उदाहरण है।

उत्तर Temporary   1

3.5 Route of administration of hepatitis B vaccine is............
हेपेटाइटिस बी का टीका देने का मार्ग...................

उत्तर Intramuscular   1

4. **Write short notes on any four of the following**

4.1 **Health assessment of school going child.**
स्कूल जाने वाले बच्चे का स्वास्थ्य मूल्यांकन

उत्तर विद्यालय जाने वाले बच्चे का स्वास्थ्य आँकलन
विद्यालय जाने वाले बच्चों का स्वास्थ्य अवलोकन विद्यालय स्वास्थ सुविधाओं का महत्त्वपूर्ण भाग है। विद्यालय जाने वाले बच्चों के स्वास्थ्य अवलोकन के महत्वपूर्ण घटक निम्न हैं:

- **पूर्व चिकित्सकीय इतिवृत (Past medical history)**
इसमें बच्चे के पूर्व चिकित्सकीय इतिवृत या घटनाओं के बारे में बच्चे, उसके माता–पिता शिक्षक, सामुदायिक स्वास्थ्य नर्स या चिकित्सक आदि से प्राप्त किया जा सकता है।

- **व्यक्तिगत या पारिवारिक सूचनाएँ (Personal and family information)**
बच्चे के विद्यालय में भर्ती होते समय लिया गया स्वास्थ्य जाँच तथा माता–पिता से इसकी सूचनाएँ प्राप्त करनी चाहिएं।

- **बच्चे की सामाजिक जाँच**
    - भर्ती के समय जाँच
    - हर चार वर्ष में स्वास्थ्य जाँच
    - विद्यालय छोड़ने के समय स्वास्थ्य जाँच
    - पोषणीय अवलोकन (Nutritional assessment)

इसमें बच्चे का घर पर एवं विद्यालय में मिलने वाले पूरक भोजन का अवलोकन किया जाता है।

- **प्रतिदिन निरीक्षण (Daily examination)**

  शिक्षक के द्वारा प्रतिदिन बच्चे की जाँच की जाती है। इसके लिए यह जरूरी है कि शिक्षक नियमित जाँच के लिए अनुभवी हो। बच्चे में होने वाली सर्दी, खाँसी, सिर दर्द, त्वचा की बीमारी एवं अन्य संक्रमण पर नजर रखी जाए। बच्चे की वर्तमान स्वास्थ्य अवस्था एवं मुख्य स्वास्थ्य समस्याएँ।

4.2 Write National Immunization Schedule.

राष्ट्रीय टीकाकरण कार्यक्रम लिखिए।

उत्तर वर्ष 2020 की प्रश्न संख्या 4.2 देखें।

4.3 Characteristic of a healthy individual.

मानसिक रूप से स्वस्थ्य व्यक्ति के लक्षण लिखें।

उत्तर मानसिक रूप से स्वस्थ्य व्यक्ति के लक्षण (**Characteristics of mentally healthy person**)

- मानसिक रूप से स्वस्थ्य व्यक्ति अपने व्यक्तिगत गुणों से अवगत होता है, उचित ढंग से एवं महत्वपूर्ण अनुभव करता है।

- उरागें आत्म सम्मान सम्पन्न होता है एवं वह समूह में स्वयं को सुरक्षित अनुभव करता है।

- उसे अपने उद्देश्यों, इच्छाओं, कमजोरियों तथा विशेषताओं के विषय में अन्तः ज्ञान (Insight) होता है।

- वह अपने व्यवहार का वास्तविक मूल्यांकन कर सकता है और अपनी कमजोरियों को स्वीकार कर सकता हैं।

- उसमें व्यक्तिगत सुरक्षा की भावना होती है।

- वह अपनी समस्याएँ अपने–आप, अपने प्रयत्नों से सुलझाता है। वह स्वयं को दैनिक जीवन में आत्म विश्वास से भरपूर महसूस करता है।

- इस प्रकार के व्यक्ति को अपने वातावरण का ज्ञान होता है और वह यह भी जानता है कि उसे किन लोगों से सम्बंध रखना पड़ेगा।

- वह वास्तविकता का तर्कसंगत (Rationale) एवं उचित ढंग से सामना करता है।

- मानसिक रूप से स्वस्थ्य व्यक्ति का अपना ही जीवन–दर्शन होता है जो उसके दैनिक जीवन के कार्यों को अर्थ और उद्देश्य प्रदान करता है। वह अपनी जिम्मेदारियों और कर्तव्यों से भागता नहीं है।

- मानसिक रूप से स्वस्थ्य व्यक्ति कल्पनाओं के सहारे नहीं, बल्कि वास्तविकता में जीता है।

- उसमें अपने दैनिक जीवन की निराशाओं और असफलताओं को सहन करने का गुण होता है।

- वह अपने व्यवहार में भावनात्मक परिपक्वता दिखाता है। वह डर, क्रोध, प्यार, ईर्ष्या जैसी भावनाओं को नियंत्रित कर सकता है और उन्हें सामाजिक रूप से अच्छे ढंग से प्रकट कर सकता हैं।
- वह अपने शारीरिक स्वास्थ्य की समस्याओं के प्रति तर्कसंगत (Rationale) दृष्टिकोण रखता है।
- वह अपने खान–पान, आराम, शारीरिक क्रियाओं, व्यक्तिगत साफ–सफाई तथा रोगों से सुरक्षा आदि बातों का ध्यान कर अपने स्वास्थ्य को बनाए रखता है।
- वह अपने बारे में सोचने की योग्यता रखता है और निर्णय स्वंय लेने की क्षमता रखता है।
- उसकी विभिन्न रूचियाँ होती हैं और वह प्रायः अपने काम, विश्राम और मनोरंजन में अच्छी तरह संतुलन बनाए रखता है।

4.4   Community health team. (स्वास्थ्य दल)

उत्तर **स्वास्थ्य दल की परिभाषा (Definition of community health team)**

जब दो या दो से अधिक स्वास्थ्य कर्मी एक साथ मिलकर स्वास्थ्य एवं स्वास्थ्य संबंधित कार्यक्रमों का संचालन करते हैं, ताकि स्वास्थ्य की वृद्धि हो सके तथा स्वास्थ्य को हानि पहुँचाने वाले कारकों एवं कारणों की रोकथाम की जा सकें, इस दल को स्वास्थ्य दल कहते हैं।

प्रभावी स्वास्थ्य दल की विशेषताएँ (Characteristic of effective community health team)

- प्रभावी नेता द्वारा स्वास्थ्य दल का नेतृत्व करना।
- स्वास्थ्य दल में परस्पर सहयोग एवं समन्वय की भावना।
- स्वास्थ्य संबंधित लक्ष्यों को स्पष्ट करना।
- सभी स्वास्थ्य कर्मियों के अपने लक्ष्य एवं उद्देशयों की पूरी जानकारी होना।
- स्वास्थ्य कर्मियों को अपनी भूमिका का ज्ञान होना।
- स्वास्थ्य संबंधित उत्तम एवं उचित ज्ञान एवं कौशल (Knowledge and skill) होना।
- संचार कौशल (Communication skill) में निपुण होना।
- समस्या समाधान (Problem solving) की तकनीक का प्रभावी उपयोग करना।
- समयनिष्ठ (Punctual) होना एवं सभी को समय तालिका के अनुसार कार्य करना।
- कार्य एवं परिणाम की समय–समय पर समीक्षा एवं मूल्यांकन करना।

4.5 **Responsibility of nurse in referral system.**

उत्तर रेफरल प्रणाली में नर्सिंग उत्तरदायित्व (Responsibility of nurse in referral system)

- रेफरल प्रणाली क्या है एवं इसका कार्य किस प्रकार होता है, आदि की जानकारी नर्स को होनी चाहिए।
- उसे रेफरल के लिए रोगी का चयन, कसौटी (Criteria) को ध्यान में रखकर सावधानी पूर्वक करना चाहिए।
- रोगी को प्राथमिक चिकित्सा (primary treatment) देकर उसकी स्थिति के स्थिर (stable condition) होने के बाद ही रेफर करना चाहिए।
- रोगी को रेफरल के लिए स्थानांतरित (transfer) करते समय रिकॉर्ड में पूर्ण (complete) एवं सही (accurate) जानकारी साफ एवं स्पष्ट रूप से भरी जानी चाहिए।
- रोगी को भेजने से पहले उसके रिकॉर्ड की पूरी जाँच कर, सभी रिकॉर्ड, क साथ संलग्न कर भेजने चाहिए।
- गम्भीर अवस्था (critical condition) के रोगी को भेजते समय उसकी स्थिति के अनुसार आवश्यक प्राणरक्षक उपकरण एवं औषधियां (life saving equipment and medicine) भी उसके साथ भेजनी चाहिए।
- रेफरल संस्था को टेलीफोन द्वारा पूर्व सूचना देना ताकि वह रोगी के उपचार की पहले से तैयारी कर सकें।

4.6 **Bag Technique (बैग तकनीक)**

उत्तर वर्ष 2019 की प्रश्न संख्या 4.6 देखें।

5. **Write in details of any four of the following:**

5.1 **Define community health nursing process. Expalin the importance and steps of the community health nursing process.**

सामुदायिक स्वास्थ्य परिचर्या प्रक्रिया को परिभाषित कीजिए। सामुदायिक स्वास्थ्य परिचय प्रक्रिया के महत्व और चरणों की व्याख्या करें।

उत्तर सामुदायिक स्वास्थ नर्सिंग की परिभाषा

सामुदायिक स्वास्थ नर्सिंग का अभिप्राय चिकित्सालय के अतिरिक्त समुदाय में भी जाकर रोगी एवं स्वस्थ व्यक्तियों को स्वास्थ्य संबंधी सेवाएँ प्रदान करना है।

सामुदायिक स्वास्थ नर्सिंग प्रक्रिया के कदम (Steps of community health nursing process)

- **IPR स्थापित करना तथा बनाये रखना (Establish and maintain IPR)** निर्धारित लक्ष्य को प्राप्त करने के लिए परिवार एवं सामुदायिक स्वास्थ्य नर्स को मिलकर कार्य करना चाहिए। दोनों दलों के कार्य एक–दूसरे के अन्त व्यक्तिगत सम्बन्ध पर आधारित रहते हैं। IPR लोगों के स्वास्थ्य को प्राप्त करने के लिए निर्धारित लक्ष्य को प्राप्त करने में महत्वपूर्ण भूमिका

निभाते हैं। सामुदायिक नर्सिंग प्रक्रिया में व्यक्ति, परिवार तथा समुदाय की समस्या का निदान करने में सहयोग करते हैं।

- **तथ्य संग्रहण (Data collection):** सही एवं उपयोगी सूचनाओं के लिए तथ्यों या आँकड़ों का इकट्ठा करना जरूरी है, जिससे कि स्वास्थ्य समस्याओं का पता लगाया जा सके। तथ्यों के संग्रह के लिए कई विधियाँ प्रयोग में लायी जाती हैं तथा व्यक्ति या परिवार से प्रत्यक्ष या अप्रत्यक्ष रूप से संग्रह किये जा सकते हैं। यह सूचनाएँ विभिन्न क्षेत्रों से प्राप्त की जा सकती हैं। जैसे भौगोलिक, जनांकिकी, सामाजिक, वातावरणीय, स्वास्थ्य सम्बन्धी सूचनाएँ।

- **स्वास्थ्य समस्याओं एवं स्वास्थ्य आवश्यकताओं का ऑकलन (Assesment of health needs and health problems):** शारीरिक मानसिक एवं सामाजिक आवश्यकताओं के बारे में व्यक्ति परिवार अथवा समुदाय से सामुदायिक नर्सिंग अवलोकन उपयुक्त विधि है। अवलोकन के द्वारा समुदाय के स्वास्थ्य स्तर का पता लगाया जा सकता है।

  संग्रह करने के लिए तथा समुदाय की समस्याओं एवं आवश्यकताओं का पता लगाने के लिए कुछ तकनीक प्रमुख हैं:
  - साक्षात्कार (Interview)
  - सर्वेक्षण (Survey)
  - प्रशनावली (Questioning)

- **सामुदायिक निदान (Community diagnosis):** सामुदायिक स्वास्थ्य नर्सिंग निदान के लिए सामुदायिक स्वास्थ्य नर्स को समुदाय के स्वास्थ्य का विस्तार से आकलन करना होता है। सामुदायिक स्वास्थ्य नर्सिंग निदान चिन्हित समुदाय के स्वास्थ्य स्तर में बढ़ोत्तरी हेतु कार्यवाही की दिशा तय करता है। यह समुदाय की स्वास्थ्य समस्याओं तथा आधारभूत आवश्यकताओं की जानकारी प्रदान करता है।

- **लक्ष्य निर्धारित करना (Establishing the goal):** समुदाय की समस्याओं एवं आवश्यकताओं के आधार पर समुदाय में स्वास्थ्य का लक्ष्य निर्धारित किया जाता है। ये लक्ष्य मृत्यु एवं रुग्णता दर को कम करने के लिए तय किये जाते हैं।

- **योजना (Planning):** सामुदायिक स्वास्थ्य नर्सिंग योजना के तीन प्रमुख घटक हैं–

  - समस्या का विश्लेषण करना तथा प्राथमिकता तय करनाः समस्या के विश्लेषण से उसकी प्रकृति तथा एक विशेष टीम की जरूरत होती है। इस टीम के सदस्य नर्स, क्षेत्र के विशेषज्ञ, समुदाय के प्रतिनिधि तथा समस्या के हल हेतु कार्य करने वाले संगठन हो सकते हैं।

  - लक्ष्य एवं उद्देश्य तय करनाः समस्याओं की प्राथमिकता तय करने के बाद लक्ष्य एवं उद्देश्य निर्धारित किये जाते हैं। लक्ष्य एवं उद्देश्यों

को व्यवस्थित करने के लिए नर्स तथा समस्या के हल एवं उसके क्रियान्वयन से सम्बन्धित समुदाय के सदस्यों के बीच आपसी सहयोग होना अत्यन्त जरुरी है।

– कार्यनीति चिन्हित करनाः उद्देश्यों को प्राप्त करने हेतु बनाई गई नीति कार्यनीति है। इससे यह पता चलता है कि क्या करना है और किस प्रकार करना है। मुख्य कार्यनीति के साथ वैकल्पिक नीति भी तैयार रखनी चाहिए।

- **क्रियान्वयन (Implementation):** यह कम्यूनिटी हेल्थ नर्सिंग प्रक्रिया का चौथा चरण है। इस चरण में नर्सिंग कार्य एवं गतिविधियों का संचालन शामिल हैं। सम्पूर्ण समुदाय को एक रोगी मानकर नर्सिंग गतिविधियाँ पूरी करनी होती है।

5.2   What are records and reports? List the records used in community setting. Explain the essential requirement of record maintenance. रिकॉर्ड और रिपोर्ट क्या है? सामुदायिक सेटिंग में उपयोग किए गए रिकॉर्ड की सूची बनाएं। अभिलेख अनुरक्षण की आवश्यक आवश्यकताओं की व्याख्या कीजिए।

उत्तर **रिकॉर्ड (Record)**

तथ्य (facts), आँकड़ो (data), सूचना (information) एवं अन्य सूचना को एकत्रित कर लिखित (written) रूप में प्रस्तुत करने को रिकॉर्ड कहते है।

रिपोर्ट (Report)

किसी मुख्य विषय (subject), घटना (incident), तथ्य (facts) एवं सूचना (information) की मौखिक या लिखित जानकारी को एक व्यक्ति या स्थान से दूसरे व्यक्ति या स्थान तक सम्प्रेषण (communicate) करने की प्रक्रिया को रिपोर्ट कहते है।

रिकॉर्ड के प्रकार (Type of record)

- **अस्पताल में रखे जाने वाले रिकॉर्ड (Records used/kept in hospital)**
    - Family folder
    - मातृ एवं शिशु स्वास्थ्य कार्ड (MCH record)
        - एन्टिनेटल कार्ड (Antenatal record)
        - टीकाकरण कार्ड (Immunity record)
    - औषधि वितरण कार्ड (Medicine dispensing card)
    - परिवार कल्याण रिकॉर्ड (Family welfare record)
    - चिकित्सा एवं रेफरल रिकॉर्ड (Treatment and referral record)
    - आवश्यक घटना का रिकॉर्ड (Vital events record)
    - उपस्थिति रजिस्टर (Attendance record)
    - औषधि भंडार पंजिका (Drug store inventory register)

- रोगी पंजीकरण रिकॉर्ड (Patient registration record)
- दैनिक डायरी (Daily diary)
- समुदाय की जानकारी संबंधित रिकॉर्ड (Record having general information about community)

- **समुदाय या व्यक्तिगत स्वास्थ्य रिकॉर्ड (Community or personal health record)**
    - शिशु स्वास्थ्य कार्ड (Child health card)
    - टीकाकरण कार्ड (Immunization card)
    - मातृत्व कार्ड (Maternal card)
    - स्कूली बच्चों का स्वास्थ्य कार्ड (Health record of school going children)
    - क्षय रोगी रिकॉर्ड (Tuberculosis patient record)
    - व्यक्तिगत स्वास्थ्य रिकॉर्ड (Personal health record)

रिकॉर्डिंग एवं रिपोर्टिंग के सिद्धांत (Principal of recording and reporting)

- रिपोर्ट या रिकॉर्ड लिखने के सिद्धांत (Principle of writing record and report)
    - इन्हें वर्णानुक्रमानुसार (alphabetically), भौगोलिक (geographically) एवं संख्यानुसार (numerically) फाइल करना चाहिए।
    - यह स्पष्ट (clean), उपयुक्त (accurate) एवं पठनीय (legible) होने चाहिए।
    - इसे संक्षिप्त (brief) एवं स्पष्ट शब्दों में लिखना चाहिए।
    - वह वास्तविकता (reality) एवं तथ्यों (facts) पर आधारित होने चाहिए।
    - प्रत्येक रिकॉर्ड या रिपोर्ट पर दिनाँक (date), समय (time) एवं लिखने वाले व्यक्ति के हस्ताक्षर (signature) अवश्य होने चाहिए।
    - यदि किसी रिकॉर्ड या रिपोर्ट का फार्मेट (format) है तो उसे उसी के आधार पर लिखना चाहिए।
    - इसे सरल (easy) एवं समझने (comprehension) योग्य भाषा में लिखना चाहिए।
    - महत्वपूर्ण सूचना एवं तथ्यों को रेखांकित (underline) एवं विशिष्ट प्रकार से दर्शाना (highlight) चाहिए।

- **संग्रहण एवं देखभाल (Storage and maintenance)**
    - इन्हें वर्णानुक्रमानुसार (alphabetically), भौगोलिक (geographically) या संख्यानुसार (numerically) संग्रहित करना चाहिए।
    - इन्हें सुरक्षित (safe) जगह पर सावधानी पूर्वक (carefully) रखना चाहिए।
    - इनकी चूहों, दीमक, कीड़ो, बारिस, धूल आदि से सुरक्षा प्रदान करनी चाहिए।

– इन्हें इस प्रकार संग्रहित करना चाहिए कि जरूरत पड़ने पर यह आसानी से उपलब्ध हो सकें।

– इन्हें फाइल करने के लिए अच्छी तकनीक का विकास करना चाहिए।

5.3 **What is referral system? What are the steps in referral? Explain the role of nurse in referral system?**

रेफरल सिस्टम क्या है? रेफरल में चरण क्या है? रेफरल प्रणाली में नर्स की भूमिका की व्याख्या कीजिए।

उत्तर वर्ष 2020 की प्रश्न संख्या 4.3 देखें।

5.4 **Define primary health care. List the elements of primary health care. Explain the role of a nurse in primary health care.**

प्राथमिक स्वास्थ्य देखभाल को परिभाषित कीजिए। प्राथमिक स्वास्थ्य देखभाल के तत्वों की सूची बनाएं। प्राथमिक स्वास्थ्य देखभाल में नर्स की भूमिका की व्याख्या करें।

उत्तर वर्ष 2020 की प्रश्न संख्या 4.3 देखें।

प्राथमिक स्वास्थ्य देखभाल के घटक (Element of primary health care)

इसके 8 प्रमुख घटक हैं जो निम्नलिखित हैं–

1. प्रचलित स्वास्थ्य रागरयाओं तथा उनकी रोकथाम एवं नियंत्रण के तरीकों के बारे में शिक्षा प्रदान करना।
2. खाद्य आपूर्ति एवं उपयुक्त पोषण को प्रोत्साहित करना।
3. सुरक्षित जल की उपयुक्त आपूर्ति तथा मूलभूत स्वच्छता का ध्यान रखना।
4. मातृत्व एवं शिशु देखभाल प्रदान करना जिसमें परिवार नियोजन सेवाएँ शामिल हों।
5. संक्रमित रोगों के लिए टीकाकरण की सुविधा।
6. स्थानिक रोगों (endemic disease) की रोकथाम एवं नियंत्रण।
7. सामान्य रोगों की क्षति (Injury) का यथोचित उपचार (appropriate treatment)
8. आवश्यक दवाओं की सुगम उपलब्धि।

प्राथमिक स्वास्थ्य देखभाल कार्य (Primary health care role of nurse)

सामुदायिक स्वास्थ्य नर्स का मुख्य कार्य होता है समुदाय के लोगों को प्रत्यक्ष (direct) एवं अप्रत्यक्ष (indirect) स्वास्थ्य सेवा देना। इस कार्य को वो निम्नलिखित प्रकार से पूर्ण करती है।

- **ऑकलन (Assessment)**
  – समुदाय की स्वास्थ्य संबंधी जानकारी इकट्ठा करना।
  – स्वास्थ्य समस्याओं का पता लगाना
  – स्वास्थ्य समस्याओं के निवारण के लिए उपलब्ध संसाधनों एवं सेवाओं के बारे में जानकारी प्राप्त करना।

- एपिडेमियोलोजिकल सर्वे (Epidemiological survey) करा कर रोगों की प्रवृति (nature of disease) को समझना।

- **नियोजन (Planning)**
    - प्रत्येक व्यक्ति एवं समुदाय तक स्वास्थ्य सेवाएँ पहुँचाने की योजना बनाना।
    - स्वास्थ्य समूह (health team) के सदस्यों में कार्य वितरण कर सहयोग की योजना को तय करना।
    - विभिन्न ग्रुप (जैसे स्कूल, उद्योग, घर) आदि की जरूरतों के अनुरूप स्वास्थ्य सेवा सम्बंधी योजना बनाना।

- **पर्यवेक्षण (Supervision)**
    - परिवार के सदस्यों द्वारा दी जाने वाली स्वास्थ्य संबंधित मूलभूत एवं अन्य देखभाल का निरीक्षण करना।
    - समुदाय में नियत स्वास्थ्य कार्यकर्ताओं के काम का समय–समय पर निरीक्षण करना।
    - अन्य सहभागी कर्मियों (participatory workers) के कार्य का निरीक्षण करना।

- **मूल्यांकन (Evaluation)**
    - सबसे पहले अपने कार्य की समीक्षा करना।
    - अपने सहकर्मियों एवं अधीनस्थ कर्मियों के कार्य एवं उनकी प्रगति की समीक्षा करना।
    - कार्य रिपोर्ट को उच्च अधिकारी को प्रेषित करना।

- **शैक्षणिक कार्य (Educational function)**
    - घर के प्रत्येक व्यक्ति एवं समुदाय को स्वास्थ्य संबंधी शिक्षा देना।
    - पर्यावरण सुधार एवं विकास संबंधित शिक्षा देना।
    - विभिन्न ग्रुप को उनकी आवश्यकतानुसार शिक्षा प्रदान करना जैसे–
        - स्कूल स्वास्थ्य सेवाएँ।
        - व्यावसायिक स्वास्थ्य सेवाएँ।
        - प्राथमिक चिकित्सा उपचार आदि।
    - नर्स अन्य नर्सिंग एवं स्वास्थ्य कर्मियों को भी प्रशिक्षित करती है।
    - वह अनुसंधान (research) कार्यों हेतु सर्वेक्षण, census आँकड़े इकट्ठे करना आदि, में भी सहयोग प्रदान करती है।

- **समन्वय एवं सहयोग (Coordination and co-operation)**
    - वह स्वास्थ्य दल एवं अन्य लोगों के बीच सहयोग एवं समन्वय स्थापित करती है।
    - वह स्थानीय नेताओं एवं अन्य प्रभावी व्यक्तियों से स्वास्थ्य कार्य हेतु सहयोग एवं सहभागिता (participation) प्राप्त करती है।

–　सरकारी एवं गैर सरकारी स्वास्थ्य संस्थानों तथा अन्य एजेंसियों से संपर्क बनाए रखती है तथा उन्हें भी स्वास्थ्य सेवाओं में शामिल करती है।

- **प्रत्यक्ष स्वास्थ्य देखभाल का कार्य (Direct health care function)**
  –　वह रोग के निदान (diagnosis) एवं उपचार (treatment) में सहायता प्रदान करती है।
  –　रोगी की देखभाल में परिवार का मार्गदर्शन करती है।
  –　प्राथमिक (First-aid) उपचार आदि प्रदान करती है।
  –　नियमित गृह मुलाकात (home visit) पर जाती है एवं लोगों की समस्या का निदान करती है।

- **अन्य कार्य (Other function)**
  –　रेफरल सेवाओं का उपयुक्त प्रयोग करना।
  –　स्वास्थ्य कर्मियों के कार्य का आवंटन।
  –　रिकार्ड एवं रिपोर्ट का रखरखाव।
  –　स्वास्थ्य संस्था के संचालन में सहयोग।

5.5　What is epidemiology? Explain the aims and importance of epidemiology.

एपीडेमियोलाजी क्या है? इसके उद्देश्य और महत्व का वर्णन करो।

उत्तर　एपीडेमियोलाजी (Epidemiology)

यह चिकित्सा विज्ञान की एक शाखा है जिसमें स्वास्थ्य संबंधित निर्धारक (determinant) एवं वितरण (distribution) की स्थिति या घटना का एक विशिष्ट अध्यन किया जाता है।

एपीडेमियोलाजी के उद्देश्य (Aims)

- मानव जनसंख्या (human population) में स्वास्थ्य एवं रोग की समस्या का वितरण (distribution) एवं परिणाम (result) का वर्णन करना।
- रोग के कारणों (Cause of disease) या रोग की उत्पत्ति (Origin of disease) या रोगजनक कारकों (Disease causing pathogen) का पता लगाना तथा उन्हें चिन्हित (Notice) करना।
- रोग के नियंत्रण एवं उपचार के लिए योजना, क्रियान्वयन, मूल्यांकन तथा सेवाओं की प्राथमिकता को तय करने के लिए आँकड़े उपलब्ध कराना।

एपिडेमियोलोजी का महत्त्व (Importance of epidemiology)

- किसी समुदाय में रोग के उत्थान और पतन के संबंध में उसके इतिहास का अध्यय करने के लिए।
- रोग के प्रसार में एजेंट, मेजबान और पर्यावरणीय कारकों की संबंधित भूमिका का अध्ययन करने के लिए।
- यह एक समुदाय में प्रचलित रोगों के प्रकारों के अध्ययन के लिए महत्त्वपूर्ण है।

- यह घटना उम्र, लिंग, व्यवसाय और इलाके के आधार पर वितरण का अध्ययन करके समुदाय की स्वास्थ्य समस्याओं का निदान करने में महत्वपूर्ण होता है।
- यह रुग्णता और मृत्यु दर का पता लगाने और उन व्यक्तियों या समूहों की पहचान करने में मदद करता है जो जोखिम में हैं या जिन्हें स्वास्थ्य देखआल की आवश्यकता है।
- यह विभिन्न स्रोतों से विभिन्न प्रकार के डेटा एकत्र करने के लिए महत्वपूर्ण है, जो एक बीमारी के प्रसार में कई कारकों को समझाने के लिए तार्किक श्रृंखला स्थापित करेगा।
- यह व्यक्तियों के समूह में उसके व्यवहार को देखने के बाद उनके विभिन्न पहलुओं की बेहतर समझ के साथ किसी बीमारी के महामारी विज्ञान निदान को स्थापित करने में मदद करता है। इस प्रकार प्रभावी निवारक और नियंत्रण उपायों को अपनाने में ये महत्वपूर्ण है।
- यह चिकित्सा विज्ञान के क्षेत्र में अनुसंधान और प्रायोगिक अध्ययन के लिए महत्वपूर्ण है।
- यह बीमारी के भविष्य के रुझानों की भविष्यवाणी करने में मदद करता है जो निवारक उपाय करने में मदद करेगा जैसे कि गर्मी के मौसम में हैजा और बारिश के मौसम में मलेरिया की घटनाओं में वृद्धि होना।

COMMUNITY HEALTH NURSING–II

September 2020

Course: Diploma in General Nursing and Midwifery   **Year:** Third

Subject: Community Health Nursing-II   **M. Marks:** 75

Time: 3 hours

---

1   **Four options of answer of each question are given. Only one option is correct. Choose and write only the correct option after Question No.**   **5**

1.1   **Communicable disease eradicate from India:**

भारत से जड़ से समाप्त होने वाला संचारी रोग है:

   (a) Chickenpox (चिकिन पोक्स)

   (b) Rubella (रूबेला)

   (c) Smallpox (स्मॉलपोक्स)

   (d) Rabies (रेबीज)

उत्तर (c) Smallpox (स्मॉलपोक्स)   1

1.2   **National Malaria Eradication Programme was started in which year:**

राष्ट्रीय मलेरिया उन्मूलन कार्यक्रम किस वर्ष शुरू किया?

   (a) 1994

   (b) 1953

   (c) 1958

   (d) 1954

उत्तर (c) 1958   1

1.3   **The causative organisms of dengue fever is:** (डेंगू .... द्वारा होता है)

   (a) Enteric Virus (एन्ट्रिक वायरस)

   (b) Arbo Virus (अरबो वायरस)

   (c) Variola Virus (वेरियोला वायरस)

   (d) Influenza Virus (इन्फ्लुएंजा वायरस)

उत्तर (b) Arbo Virus (अरबो वायरस)   1

1.4   **UNICEF was established in year:** (यूनीसेफ की स्थापना.................वर्ष में हुई)

   (a) 1946

   (b) 1943

   (c) 1947

   (d) 1948

उत्तर (a) 1946   1

1.5 **Community Health Center is bedded:**
सामुदायिक स्वास्थ्य केन्द्र में शय्या होते है:
(a) 20
(b) 30
(c) 25
(d) 50
उत्तर (b) 30   1

1.6 **Mode of spread of whooping cough is:**
काली खांसी के प्रसार का कारण है:
(a) Direct contact (प्रत्यक्ष सम्पर्क)
(b) Droplet infection (बिन्दुक संक्रमण)
(c) Fomite (फोमाइट)
(d) Water born (जल जनित रोग)
उत्तर (b) Droplet infection (बिन्दुक संक्रमण)   1

1.7 **Rural health scheme was started in year:**
ग्रामीण स्वास्थ्य योजना की शुरूआत हुई थी:
(a) 1976
(b) 2005
(c) 1977
(d) 2002
उत्तर (b) 2005   1

1.8 **Confirm test for HIV is:**
एच.आई.वी. की जाँच के लिए निश्चयात्मक परीक्षण है।
(a) ELISA test (एलिसा परीक्षण)
(b) Widal test (विडाल परीक्षण)
(c) Shick test (शिक परीक्षण)
(d) All of these (उपरोक्त सभी)
उत्तर (d) All of these (उपरोक्त सभी)   1

1.9 **The first dose of vitamin A is given:**
विटामिन—ए की पहली खुराक दी जाती है:
(a) 50,000 IU
(b) 100,000 IU
(c) 2,00,000 IU
(d) 3,00,000 IU
उत्तर (b) 100,000 IU   1

1.10 **Which of the following is not method of vital statistics:**
निम्नलिखित में से कौन सी जैविक सांख्यिकी एकत्रित करने की विधि नहीं है:
  (a) Health survey (स्वास्थ्य सर्वे)
  (b) Census (जनगणना)
  (c) Hospital record (अस्पताल रिकार्ड)
  (d) Immunization schedule (टीकाकरण सारिणी)

उत्तर (d) Immunization schedule (टीकाकरण सारिणी)   1

2. **Choose right and wrong in the following statements:**   1
2.1 **Filaria is spread by Female Anopheles Mosquito.**
फाइलेरिया मादा एनेफिलिस मच्छर द्वारा फैलती हैं।

उत्तर गलत   1

2.2 **BCG vaccine is given to prevent tuberculosis.**
क्षयरोग की रोकथाम के लिए बी.सी.जी. का टीका लगाया जाता है।

उत्तर सही   1

2.3 **ICDS scheme was started in year 1970.**
आई.सी.डी.एस. योजना 1970 में शुरू हुई।

उत्तर गलत   1

2.4 **Alma ata conference was held in year 1978.**
अल्मा आटा सम्मेलन वर्ष 1978 में हुआ था।

उत्तर सही   1

2.5 **Universal Immunization Programme was launched in 1985.**
सार्वभौमिक टीकाकरण कार्यक्रम 1985 में शुरू हुआ था।

उत्तर सही   1

2.6 **In India the time period of 11th five year plan was 2002–2007.**
भारत में ग्यारहवीं पंचवर्षीय योजना की समय अवधि 2002–2007 तक थी।

उत्तर गलत   1

2.7 **Pregnant women provide health services in Vandematram Scheme.**
वन्देमातरम योजना में गर्भवती महिलाओं की देखभाल सेवायें प्रदान करता है।

उत्तर सही   1

2.8 **The objective of school health services is to prevent from disease and enhancing the positive health.**
स्कूल स्वास्थ्य सेवाओं का उद्देश्य रोगों की रोकथाम एवं सकारात्मक स्वास्थ्य में वृद्धि करना है।

उत्तर सही   1

2.9 **Influenza is a communicable disease.**
इन्फ्लुएंजा एक संक्रामक रोग है।

उत्तर सही   1

2.10 **Mala-N consist 30 tablets.**
माला—एन में 30 गोलियाँ होती हैं।

उत्तर गलत   1

3. **Fill up the blanks:**   5
3.1 **Full form of NVBDCP.............................**
एन.वी.बी.डी.सी.पी. का पूरा नाम...........................है।

उत्तर National Vector Borne Disease Control Programme   5

3.2 **National filaria Control Programme was started in ....year.**
राष्ट्रीय फाइलेरिया नियंत्रण कार्यक्रम........................ वर्ष में शुरू हुआ था।

उत्तर 1955   5

3.3 **Measles vaccine is given to children at age of.........................**
खसरे का टीका बच्चे को.............................. आयु में दिया जाता है।

उत्तर 9 Months   40

3.4 **Indian Red Cross Society was established in year.................**
भारतीय रेड क्रोस सोसाइटी .... में शुरू हुई।

उत्तर 1920   10

3.5 **Shrivastav Committee was started....................................**
श्रीवास्तव कमेटी............................. में शुरू हुई थी।

उत्तर 1974   10

4. **Write short notes on any four of the following**
4.1 **Mudaliar Committee (मुदालियार कमेटी)**
उत्तर मुदालियार कमेटी (Mudaliar Committee)

- भोर कमेटी के बाद भारतीय सरकार ने एक अन्य स्वास्थ्य सर्वेक्षण एवं योजना समिति (Health Survey and Planning Committee) की नियुक्ति की, जिसके चेयरमैन डा. ए. एल. मुदालियार थे, जिससे इस समिति का नाम मुदालियार कमेटी पड़ा।

- इस कमेटी का कार्य भोर कमेटी की रिपोर्ट प्रस्तुत होने के बाद से स्वास्थ्य के क्षेत्र में हुई प्रगति का सर्वेक्षण करना तथा पंचवर्षीय योजनाओं के संदर्भ में देश की स्वास्थ्य सम्बन्धी आवश्यकताओं एवं संसाधनों पर नये सिरे से विचार करना था।

- समिति को ज्ञात हुआ कि प्राथमिक स्वास्थ केन्द्रों की हालत संतोषजनक नहीं है। अतः उसने नये प्राथमिक स्वास्थ्य केन्द्रों को स्थापित करने और

तब तक पहले से विद्यमान प्राथमिक स्वास्थ्य केन्द्रों को मजबूत बनाने का परामर्श दिया।

मुदालियर समिति की मुख्य संस्तुतियाँ (Recommendation of Mudaliar Committee)

- जिला अस्पतालों को सुदृढ़ बनाना तथा इनमें विशेषज्ञों की सेवाएँ उपलब्ध कराना।
- प्रत्येक प्राथमिक स्वास्थ्य केन्द्र के क्षेत्र में स्वास्थ्य सेवाएँ उपलब्ध करने हेतु 40,000 से अधिक जनसंख्या नहीं होनी चाहिए।
- प्राथमिक स्वास्थ्य केन्द्रों पर रोगनाशक (curative), रोग निरोधक (prevention) एवं प्रोत्साहित (motivating) करने वाली स्वास्थ्य सेवायें उपलब्ध होनी चाहिए।
- अधिक संख्या में जन स्वास्थ्य परिचारिकाओं, सहायक परिचारिकाओं एवं महिला स्वास्थ्य निरीक्षकों को तैयार करना।
- मातृ एवं शिशु स्वास्थ्य सेवाएँ ठीक करना।

4.2   Immunization टीकाकरण

उत्तर टीकाकरण किसी रोगी को रोगक्षम बनाने की अथवा किसी व्यक्ति के रोगी बनने की क्रिया, टीकाकरण कहलाता है।

टीको के प्रकार (Types of Vaccines)

टीके और एन्टीटॉक्सीन का निर्माण इस तरह होता है:

- जीवाणु को मारकर (जैसे टायफाइड)
- जीवाणु को क्षीण बनाकर जैसे बी.सी.जी. पोलियो आदि।

राष्ट्रीय टीकाकरण अनूसूचि (National Immunization Schedule)

समय (अवधि)	टीका (Vaccine)
जन्म पर (At birth)	• बी. सी. जी. (B.C.G) • ओ. पी. वी. (OPV, Oral polio vaccine)
ढेड़ महीना (6 हफ्ते)	• बी. सी. जी. (यदि जन्म पर न लिया हो तो)? • डी. पी. टी. (DPT)–1 • ओ. पी. वी. (OPV)–1 • हिपेटाइटिस बी (Hepatitis-B)–1 • इन्फ्लूएंजा (Hib)–1
ढ़ाई महीने (10 हफ्ते)	• डी. पी. टी. (DPT)–2 • ओ. पी. वी. (OPV)–2 • हिपेटाइटिस बी (Hepatitis-B)–2 • इन्फ्लूएंजा (Hib)–2
साढ़े तीन महीना (14 हफ्ते)	• डी. पी. टी. (DPT)–3 • ओ. पी. वी. (OPV)–3 • हिपेटाइटिस बी (Hepatitis-B)–3 • इन्फ्लूएंजा (Hib)–3

समय (अवधि)	टीका (Vaccine)
9 महीना	खसरे का टीका (Measles)
16–25 माह	• डी. पी. टी. बूस्टर (DPT Booster) • ओ. पी. वी. (OPV)–4 • एम. एम. आर. (MMR) • जपानीज एसिफ्लाइटिस (Japanese encephalitis)
5–6 वर्ष की आयु	डी. पी. टी. (DPT)
10 वर्ष	टी. टी. (TT)
16 वर्ष	टी. टी. (TT)
गर्भावस्था (4–5 महीने के बीच)	• टी. टी. (TT)–1 • टी. टी. (TT)–2 (पहली खुराक के एक महीने बाद) • टी. टी. बूस्टर (यदि तीन साल में कभी टीका लिया है तो)
9,18, 24, 30, 36 महीना	• विटामिन ए (Vitamin A)

4.3 Referral system. रेफरल प्रणाली

उत्तर रेफरल प्रणाली

परिभाषा (Definition)

यह एक ऐसी व्यवस्था है जहाँ रोगी को उपचार के लिए कम संसाधन एवं सुविधायुक्त चिकित्सालय से अधिक संसाधन एवं सुविधायुक्त चिकित्सालय में स्थानांतरित (transfer) कर दिया जाता हैं।

उदाहरण– प्राथमिक स्वास्थ्य केंन्द्र (Primary health center) से सामुदायिक स्वास्थ्य केन्द्र (Community health center) में भेजना।

महत्व (Importance)

- रोगी के उपचार के लिए जरूरी, सभी प्रकार की निदानात्मक सेवाएँ (diagnostic services) उपलब्ध कराना।
- रोगी को विशेषज्ञ सेवाएँ (specialized) उपलब्ध कराना।
- यदि कोई रोग प्राथमिक केन्द्र में प्रबंधित (manage) नहीं हो पा रहा तो कर्मचारी उसे बिना किसी उलझन के अच्छे अस्पताल में भेज सकें।
- रोग का उपचार करते समय स्वास्थ्य कर्मी उपचार की सीमा में रहें।
- रेफरल भेजने लायक रोगियों की समीक्षा (review) करना।
- रोगी को सुरक्षित एवं सुविधापूण रेफरल केन्द्र में स्थानांतरित करना।

रेफरल प्रणाली के स्तर (Level of referral system)

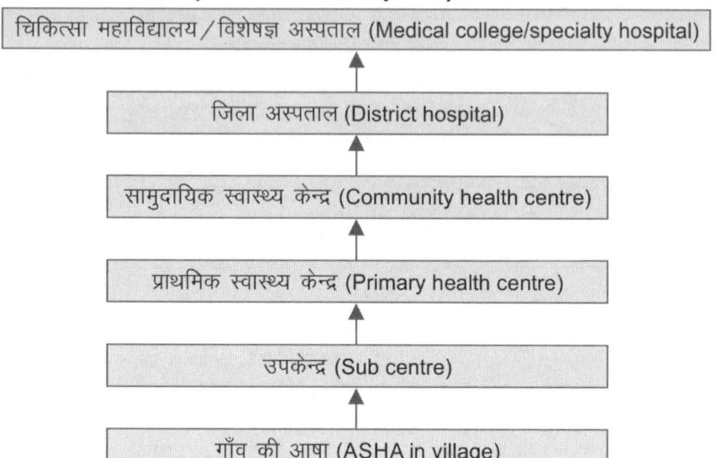

रेफरल के लिए रोगी की चयन प्रणाली (Selection of patient for referral)

किसी भी रोगी को रेफर (refer) नहीं किया जा सकता। रेफरल के लिए रोगी की विशेष कसौटी (criteria) होनी चाहिए। यह कसौटी है:

* यदि रोगी मरणासन अवस्था (fatal condition) में हो एवं उचित उपचार के बाद भी उसका बचना संभव न हो।
* यदि रोगी की स्थिति गंभीर हो (serious condition) एवं रेफरल के द्वारा उसकी हालत में सुधार किया जा सकता हो।
* सामान्य रोगी को यदि कोई खतरनाक (dangerous), तीव्र संक्रामक (severe infectious) रोग है तो ऐसे रोगी को भी रेफर कर सकते हैं।

रेफरल प्रणाली में नर्सिंग उत्तरदायित्व (Responsibility of nurse in referral system)

* रेफरल प्रणाली क्या है एवं इसका कार्य किस प्रकार होता है, आदि की जानकारी नर्स को होनी चाहिए।
* उसे रेफरल के लिए रोगी का चयन, कसौटी (criteria) को ध्यान में रखकर सावधानी पूर्वक करना चाहिए।
* रोगी को प्राथमिक चिकित्सा (primary treatment) देकर उसकी स्थिति के स्थिर (stable condition) होने के बाद ही रेफर करना चाहिए।
* रोगी को रेफरल के लिए स्थानांतरित (transfer) करते समय रिकॉर्ड में पूर्ण (complete) एवं सही (accurate) जानकारी साफ एवं स्पष्ट रूप से भरी जानी चाहिए।
* रोगी को भेजने से पहले उसके रिकॉर्ड की पूरी जाँच कर, सभी रिकॉर्ड, क साथ संलग्न कर भेजने चाहिए।

- गम्भीर अवस्था (critical condition) के रोगी को भेजते समय उसकी स्थिति के अनुसार आवश्यक प्राणरक्षक उपकरण एवं औषधियां (life saving equipment and medicine) भी उसके साथ भेजनी चाहिए।
- रेफरल संस्था को टेलीफोन द्वारा पूर्व सूचना देना ताकि वह रोगी के उपचार की पहले से तैयारी कर सकें।

4.5 WHO विश्व स्वास्थ्य संगठन

उत्तर विश्व स्वास्थ्य संगठन (WHO)

- यह राष्ट्रीय संघ (United Nation) की एक विशेष एवं अराजनैतिक (Non-political) स्वास्थ्य एजेंसी है।
- इसका गठन 7 April 1948 में हुआ, जिसे विश्व स्वास्थ्य दिवस (World Health Day) के रूप में मनाया जाता है।
- इसका मुख्यालय जिनेवा (Geneva, switzerland) में है।

WHO का उद्देश्य (Objective of WHO)

- सभी व्यक्तियों द्वारा स्वास्थ्य के उच्च स्तर को प्राप्त करना। (The attainment by all people of the highest level of health)

संरचना (Structure)—इसके तीन प्राथमिक अंग होते हैं।

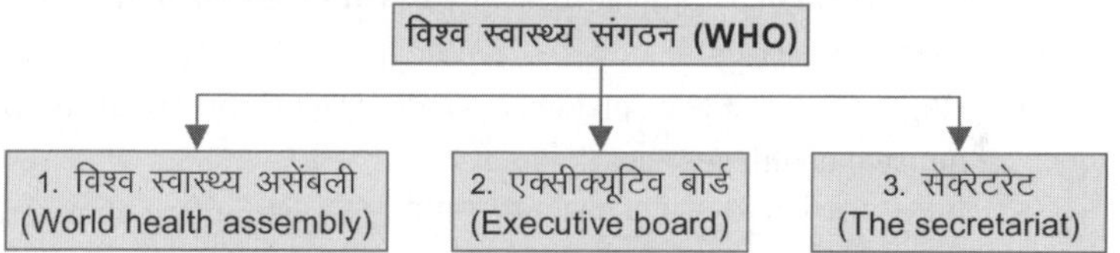

1. विश्व स्वास्थ्य असेंबली (World Health Assembly)

- यह WHO का उच्च प्रशासनिक संगठन है।
- इसके सदस्य वर्ष में एक बार Geneva में मिलते हैं तथा सम्मेलन करते है।
- इस असेंबली में प्रत्येक सदस्य राष्ट्र के प्रतिनिधि भाग लेते हैं।
- World Health Assembly के कार्य:–
    - ❍ अंतर्राष्ट्रीय स्वास्थ्य नीति एवं कार्यक्रमों का निर्धारण करना।
    - ❍ पिछले वर्ष के स्वास्थ्य कार्यों की समीक्षा करना।
    - ❍ अगले वर्ष की आवश्यकता अनुसार बजट को स्वीकृति देना।
    - ❍ तीन साल Executive board पर कार्य करने के लिए सदस्य राष्ट्र द्वारा व्यक्ति निर्धारित करना।

2. एक्सीक्यूटिव बोर्ड (The Executive board)

- इस बोर्ड में 18 सदस्य होते हैं तथा प्रत्येक सदस्य राष्ट्र द्वारा नियुक्त किया जाता है। अब इसकी संख्या 24–30 कर दी गयी है।

- इसके सदस्य स्वास्थ्य क्षेत्र में प्रशिक्षित होते हैं।
- इनकी नियुक्ति इनके राष्ट्र द्वारा की जाती है, लेकिन वो अपने राष्ट्र का प्रतिनिधित्व नहीं करते।
- यह प्रत्येक वर्ष दो बार Meeting करते हैं।
- इसका मुख्य कार्य है World Health Assembly द्वारा बनाई नीति एवं कार्यक्रम को प्रभाव में लाना।
- यह आपातकाल स्थिति में (जैसे महामारी, भूकंप आदि) में स्वयं शीघ्र निर्णय ले सकता है।

- **सेक्रेटरेट (The secretariat)**
  - इसके मुख्य अधिकारी को Director General कहते है।
  - इसका मुख्य कार्य सदस्य राष्ट्रों को तकनीकी एवं प्रबंधन सहयोग (Technical and management support) प्रदान करना है, ताकि यह राष्ट्र अपने राष्ट्रीय स्वास्थ्य कार्यक्रमों का विकास कर सकें।

सदस्यता (Membership)

- WHO की सदस्यता सभी राष्ट्रों के लिए खुली हुई है।

WHO के कार्य (Function of WHO)

- विशेष बीमारियों की रोकथाम एवं नियंत्रण। (Prevention and control of specific diseases)
- सम्पूर्ण स्वास्थ्य सेवाओं का विकास करना। (Development of comprehensive health services)
- मातृत्व एवं शिशु स्वास्थ्य कार्यक्रम बनाना। (Development of maternal and child health related programme)
- वातावरण स्वस्थता संबंधित कार्य करना। (Work related to environment health)
- स्वास्थ्य आँकड़े इकट्ठा करना तथा उसकी समीक्षा करना। (Collection of health statistics and its review)
- जीव चिकित्सकीय अनुसंधान को सुदृढ़ करना। (Strengthening biomedical research)
- स्वास्थ्य संबंधित साहित्य एवं जानकारी उपलब्ध कराना। (Availability of health literature and information)
- अन्य संगठनों से सहयोग प्राप्त करना। (Cooperation with other organizations)

4.5   Levels of Prevention रोकथाम के स्तर

उत्तर रोकथाम के चार स्तर होते हैं (Four level of prevention)

1. **प्रारम्भिक या प्रइमोडियल रोकथाम (Primodial Prevention)**

    इस स्तर पर रोग की उत्पत्ति होने या होने के जोखिम (risk) से भी पहले से रोकथाम की शुरूआत कर दी जाती है। जैसे बच्चों को हानिकारक जीवनशैली अपनाने से रोकना।

2. **प्राथमिक रोकथाम (Primary Prevention)**

    इस स्तर में रोग प्रारम्भ होने से पूर्व ही कार्यवाही की जाती हैं, जिससे रोग होने की सम्भावना नहीं रहे। इस स्तर पर रोगों की रोकथाम हेतु प्रतिरक्षण, पोषण स्तर में सुधार, दुर्घटनाओं से बचाव इत्यादि के प्रयत्न शामिल है।

    उदाहरण– टीकाकरण

3. **द्वितीयक रोकथाम (Secondary Prevention)**

    इस स्तर पर रोग निवारण में वह कार्यवाही सम्मिलित है जो रोग की वृद्धि को, रोग की प्रारम्भिक अवस्था में रोककर जटिलताओं से बचाव करती है, क्योंकि प्राथमिक स्तर पर सभी रोगों का निवारण संभव नहीं है। **उदाहरण–** स्वास्थ्य सेवाएँ (Health care services)

4. **तृतीयक रोकथाम (Tertiary Prevention)**

    रोग प्रक्रिया प्रारम्भ होने के उपरान्त भी रोग निवारण के इस स्तर पर, रोग को सीमित रखना अथवा रोग को नियंत्रित कर पाना संभव नहीं है। इस स्तर में वह उपाय या कार्यवाही सम्मिलित है जिनके द्वारा क्षति एवं असमर्थता (injury and disability) को न्यूनतम रखा जा सके। उदाहरण– पुनर्वास (Rehabilitation)

4.6   Janani Suraksha Yojana (जननी सुरक्षा योजना)

उत्तर जननी सुरक्षा योजना (Janani Suraksha Yojana)

- राष्ट्रीय ग्रामीण स्वास्थ्य मिशन (NRHM) का एक मुख्य उद्देश्य मातृ मृत्यु दर (Maternal mortality rate) में कमी लाना है। इस दिशा में जननी सुरक्षा योजना (JSY) एक नवीन पहल है। यह योजना राष्ट्रीय मातृत्व लाभ योजना (National Maternal Benefit Scheme) का संशोधित रूप है।

- जननी सुरक्षा योजना 12 अप्रैल 2005 से शुरू की गई है।

मुख्य उद्देश्य

- मातृ मृत्यु दर (MMR) तथा शिशु मृत्यु दर (IMR) में कमी लाना।

- बी. पी. एल. (Below poverty line) परिवारों में संस्थागत प्रसवों की संख्या में बढ़ोत्तरी करना।

- इस योजना में माता को गर्भावस्था, प्रसव एवं प्रसवोत्तर काल (Antenatal, intranatal and postnatal period) में देखभाल हेतु, नगद राशि सहायतार्थ दी जाती है। साथ ही क्षेत्र की स्वास्थ्य कार्यकर्ता आशा (ASHA) या दाई को भी देखभाल प्रणाली स्थापित करने हेतु सहायता प्रदान की जाती है।
- जननी सुरक्षा योजना के अन्तर्गत प्रदान की जाने वाली धन राशि का विवरण इस प्रकार है–
  - प्रत्येक गर्भवती महिला को उसके राज्य के हिसाब से आर्थिक सहायता का प्रावधान।
  - लो परफार्मेन्स स्टेट (Low Performance State, LPS) की सभी गर्भवती महिलाओं को संस्थागत प्रसूति पर आर्थिक सहायता प्रदान की जाए।
  - हाई परफार्मेन्स स्टेट (High Performance State, HPS) में गरीबी रेखा से नीचे की सभी गर्भवती महिलाओं को संस्थागत प्रसूति पर आर्थिक सहायता दी जाए।
  - दोनों LPS एवं HPS सभी अनुसूचित जाति एवं जनजाति की महिलाओं को संस्थागत प्रसव के लिए आर्थिक सहायता प्रदान करें।
  - HPS में सिर्फ दो जीवित जन्मों पर ही आर्थिक सहायता प्रदान की जाए।
  - प्रत्येक प्रसूति के लिए 250 रूपये आने–जाने का खर्च दिया जाए।
  - सिजेरियन डिलीवरी करने की स्थिति में 1500 रूपये प्रति प्रसूति दिए जाएँ।
  - LPS एवं HPS राज्यों में गरीबी रेखा से नीचे गर्भवती महिलाओं को दो जीवित शिशु जन्म तक आर्थिक सहायता प्रदान की जाए।

5.   Answer in details

5.1   Define family welfare. Classify contraceptive methods and explain role of nurse in family planning.

परिवार कल्याण को परिभाषित कीजिए। गर्भनिरोधक की विधियों का वर्गीकरण कीजिए और इसमें नसे की भूमिका का वर्णन कीजिए।

उत्तर **परिवार कल्याण की परिभाषा (Definition of family welfare)**

परिवर कल्याण, परिवार नियोजन (Family planning) का एक महत्वपूर्ण घटक (element) है जिसके द्वारा सभी नागरिकों के जीवन की गुणवत्ता (quality) में सुधार लाने में प्रयास किया जाता है।

गर्भनिरोधक

- कृत्रिम एवं प्राकृतिक विधियों के प्रयोग द्वारा वह क्रिया, जो गर्भधारण की क्रिया को, सामान्य ऑव्यूलेशन (ovulation), फर्टिलाइजेशन (fertilization) एवं इम्प्लानटेशन (implantation) की क्रिया को बाधित कर, उसे संपूर्ण नहीं होने देती, उसे गर्भनिरोधक कहते है।

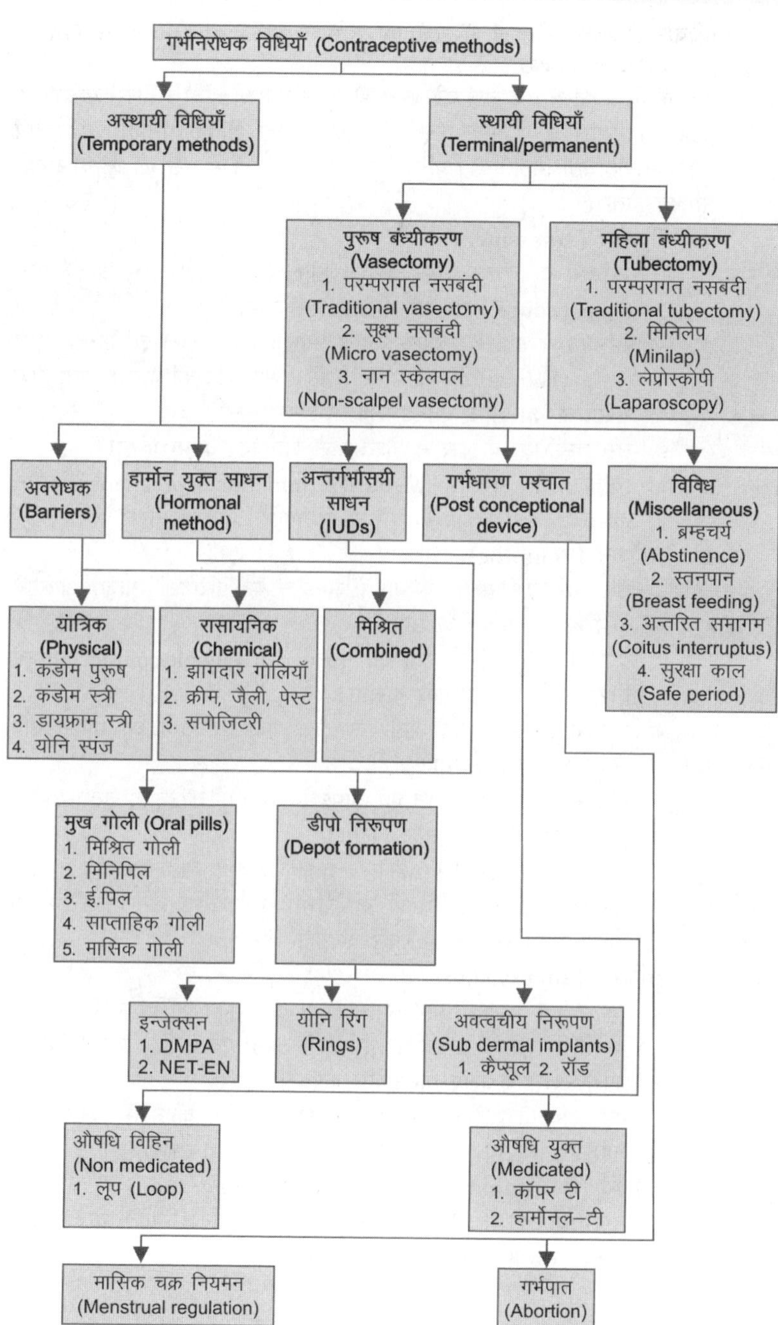
गर्भनिरोधक विधियाँ (Contraceptive methods)
अस्थायी विधियाँ (Temporary methods)
स्थायी विधियाँ (Terminal/permanent)
पुरूष बंध्यीकरण (Vasectomy)
1. परम्परागत नसबंदी (Traditional vasectomy)
2. सूक्ष्म नसबंदी (Micro vasectomy)
3. नान स्केलपल (Non-scalpel vasectomy)
महिला बंध्यीकरण (Tubectomy)
1. परम्परागत नसबंदी (Traditional tubectomy)
2. मिनिलेप (Minilap)
3. लेप्रोस्कोपी (Laparoscopy)
अवरोधक (Barriers)
हार्मोन युक्त साधन (Hormonal method)
अन्तर्गर्भासयी साधन (IUDs)
गर्भधारण पश्चात (Post conceptional device)
विविध (Miscellaneous)
1. ब्रम्हचर्य (Abstinence)
2. स्तनपान (Breast feeding)
3. अन्तरित समागम (Coitus interruptus)
4. सुरक्षा काल (Safe period)
यांत्रिक (Physical)
1. कंडोम पुरूष
2. कंडोम स्त्री
3. डायफ्राम स्त्री
4. योनि स्पंज
रासायनिक (Chemical)
1. झागदार गोलियाँ
2. क्रीम, जैली, पेस्ट
3. सपोजिटरी
मिश्रित (Combined)
मुख गोली (Oral pills)
1. मिश्रित गोली
2. मिनिपिल
3. ई.पिल
4. साप्ताहिक गोली
5. मासिक गोली
डीपो निरूपण (Depot formation)
इन्जेक्सन
1. DMPA
2. NET-EN
योनि रिंग (Rings)
अवत्वचीय निरूपण (Sub dermal implants)
1. कैप्सूल 2. रॉड
औषधि विहिन (Non medicated)
1. लूप (Loop)
औषधि युक्त (Medicated)
1. कॉपर टी
2. हार्मोनल–टी
मासिक चक्र नियमन (Menstrual regulation)
गर्भपात (Abortion)

परिवार नियोजन सेवाओं में नर्स की भूमिका (Role of a nurse in family planning services)

परिवार नियोजन में एक नर्स की बहुत ही मुख्य भूमिका होती है। नर्स के सक्रिय (active) प्रयासों से परिवार नियोजन सेवाओं को अधिक प्रभावी एवं उत्तम बनाने में सहायता मिलती है। परिवार नियोजन सेवाओं में नर्स की निम्नलिखित भूमिका होती है:

1. **आँकलन (Assessment)**
    - समुदाय में जाकर योग्य दंपत्ति (Eligible couple) एवं लक्ष्य दंपत्ति (Target couple) के बारे में जानकारी प्राप्त करना।
    - समुदाय में उपस्थित योग्य दंपत्ति (Eligible couple) एवं लक्ष्य दंपत्ति (Target couple) की सहायता के लिए संसाधनों का पता लगाना तथा संसाधनों की सीमा एवं उपलब्धता ज्ञात करना।
    - उन दम्पतियों के बारे में विस्तार से जानकारी प्राप्त करना।
    - चिकित्सकीय गर्भपात (Medical termination of pregnancy) कराने की इच्छुक महिलाओं के बारे में जानकारी प्राप्त करना।

2. **नियोजन (Planning)**
    - उन्हें परिवार नियोजन के बारे में समझाना एवं परिवार नियोजन अपनाने के लिए प्रोत्साहित करना।
    - प्रजनन आयु वर्ग के स्त्री एवं पुरूषों तथा Eligible couple को गर्भ निरोधक साधन उपलब्ध कराना।
    - परिवार नियोजन का ऑपरेशन करा चुके व्यक्तियों को फौलो–अप सेवाएँ उपलब्ध कराना।
    - यदि गर्भ निरोधक साधन एवं ऑपरेशन से कोई जटिलता उत्पन्न होती है, तो ऐसे केस को रेफर करना।
    - चिकित्सकीस गर्भपात (MTP) कराने के इच्छुक महिलाओं को गर्भपात (abortion) की सुविधाओं की सूचना देना तथा उन्हें नजदीक के मान्यताप्राप्त संस्थान में रेफर करना।

3. **पर्यवेक्षण (Supervision)**
    - स्थायी एवं अस्थायी परिवार नियोजन के तरीकों को प्रयोग करने वाले दम्पति का समय–समय पर पर्यवेक्षण करना एवं उन्हें परिवार नियोजन जारी रखने के लिए प्रोत्साहित करना।
    - वह अस्थायी तरीकों को ठीक प्रकार से प्रयोग करने में सक्षम है या नहीं इसके लिए समय–समय पर उनसे बात करते रहना।

4. **समन्वय (Co-ordination) एवं सहयोग (Co-operation)**
    - दम्पतियों की शारीरिक, मानसिक एवं आर्थिक स्थिति के अनुसार उनका सहयोग करना।

    – उनके द्वारा चुने गए परिवार नियोजन के तरीकों को स्वीकार करना।

    – उन पर किसी प्रकार के तरीके को चुनने के लिए दबाव न बनाना। तथा उनकी इच्छा को स्वीकार कर सहयोग देना।

5. मूल्यांकन (Evaluation)

    – दम्पतियों द्वारा अपनाए जाने वाले तरीकों की समीक्षा करना।

    – इन तरीकों से दम्पतियों को लाभ है या नहीं इसका मूल्यांकन करना।

    – असफल गर्भनिरोधक तरीकों के कारण का पता करना तथा दम्पति को उससे अच्छे एवं प्रभावी तरीकें को इस्तेमाल करने के लिए सुझाव देना।

6. शैक्षणिक कार्य (Educational function)

    – गर्भनिरोधक तरीकों से संबंधित व्यक्तिगत एवं सामूहिक शिक्षण प्रदान करना।

    – गर्भनिरोधक प्रणाली का प्रचार करना।

    – लोगों को गर्भनिरोधक तरीके अपनाने के लिए प्रोत्साहित करना।

    – विभिन्न स्वास्थ्य संस्थानों एवं अन्य सरकारी एवं गैर सरकारी संस्थाओं द्वारा शहरी एवं ग्रामीण लोगों तक इनकी जानकारी पहुँचाना।

    – भारत सरकार द्वारा चलाये जाने वाले परिवार नियोजन के कार्यक्रमों, उनके उद्देश्य एवं उनसे होने वाले लाभों के बारे में लोगों को जानकारी देना।

    – स्वास्थ्य संस्थानों के स्टाफ को भी इसे अच्छे से संचालित करने के लिए समय–समय पर प्रशिक्षण देना।

5.1 Define school health services and classify its aim and importance.
स्कूल स्वास्थ्य सेवा को परिभाषित कीजिए इसके उद्देश्य और आवश्यकताओं का वर्गीकरण कीजिए।

उत्तर वर्ष 2019 की प्रश्न संख्या 5.1 देखें।

5.2 Explain about National Rural Helath Mission
राष्ट्रीय ग्रामीण स्वास्थ्य मिशन का विस्तृत वर्णन कीजिए।

उत्तर National Rural Health Mission

• 5 April 2005 में भारत सरकार ने इस कार्यक्रम की शुरूआत की।

• इस कार्यक्रम की शुरूआत, आर्थिक एवं सामाजिक विकास में स्वास्थ्य के महत्व एवं गुणवत्ता जीवनशैली के लिए की गई।

उद्देश्य (Aim)

• सुलभ, वहन करने योग्य, जिम्मेदार, प्रभावी एवं विश्वास योग्य प्राथमिक स्वास्थ्य देखभाल प्रदान करना।

• ASHA (Accredited Social Health Activist) की नियुक्ति कर ग्रामीण स्वास्थ्य देखभाल (Rural health care) के भेद को समाप्त करना।

कार्य विधि (Plan of Action)

- ASHA कैडर (Cadre) का निर्माण करना।
- उपकेन्द्र को निम्नलिखित रूप से मजबूत बनाना –
    - जरूरी allopathic एवं AYUSH दवाओं की आपूर्ति।
    - बहुउद्देशीय कार्यकर्ता या अतिरिक्त ANM का प्रावधान (यदि आवश्यकता है तो), नए उपकेन्द्रों की अनुमति तथा वर्तमान उपकेन्द्र को अपग्रेड करना।
    - सभी 18 राज्यों में उपकेंद्र को 10,000 रूपये प्रति वर्ष के फण्ड से मजबूती प्रदान करना।
- प्राथमिक स्वास्थ्य केन्द्र (PHC) को निम्नलिखित रूप से मजबूत करना:–
    - निरंतर आवश्यक दवाओं की आपूर्ति।
    - 50 प्रतिशत PHC में 24 घंटे सेवाएँ उपलब्ध कराने का प्रावधान जिसमें एक AYUSH चिकित्सक भी शामिल हो।
    - उपचार के लिए दिशानिर्देश मापदण्डों का पालन।
    - जरूरत होने पर PHC में दूसरे डॉक्टर की भी नियुक्ति करना तथा PHC को 24 घंटे रेफरल सेवाएँ प्रदान करने के लिए अपग्रेड करना।
    - चल रहे संक्रामक रोग नियंत्रण कार्यक्रम एवं अन्य कार्यक्रमों को सुदृढ़ बनाना।
- सामुदायिक स्वास्थ्य केन्द्र (CHC) को प्रथम रेफरल केयर प्रदान करने के लिए निम्नलिखित रूप से सुदृढ़ बनाना–
    - सभी CHC का 24 घंटे रेफरल इकाई की तरह संचालन करना।
    - नए Indian Public Health Standards का codification करना।
    - नए ढ़ाँचे (Infrastructure), स्टाफ, उपकरण, प्रबंधन आदि के लिए मापदंड स्थापित करना।
    - अस्पताल प्रबंधन के लिए रोगी कल्याण समिति का प्रचार करना।
    - स्वास्थ्य सेवा एवं मूल्य (Cost) के स्तर को विकसित करना।

NRHM द्वारा हासिल किए जाने वाले लक्ष्य (Goals to be achieved by NRHM)

- ग्रामीण स्तर पर प्रशिक्षित सामुदायिक कार्यकर्ता की उपलब्धि, जिसके पास दवाई का किट हो।
- माँ एवं शिशु स्वास्थ्य संबंधी कार्यक्रम (जैसे टीकाकरण, पोषण, गर्भावस्था की जाँच) के लिए आँगनबाड़ी पर एक दिन का निर्धारण करना जो महीने या हफ्ते के किसी भी दिन हो सकता है।
- उपकेन्द्र एवं अस्पताल स्तर पर Generic दवाओं की उपलब्धता।
- PHC/CHC स्तर पर डॉक्टर, दवा एवं गुणवत्ता सेवाओं की अनिवार्य उपलब्धता एवं अच्छे अस्पताल द्वारा देखभाल सुनिश्चित करना।

- सार्वभौमिक टीकाकरण (Universal Immunization) तक सबकी पहुँच रखना।
- संस्थागत प्रसव के लिए बेहतर सुविधाएँ उपलब्ध कराना।
- जननी सुरक्षा योजना को सब तक पहुँचाना।
- घर में शौचालय का प्रावधान।
- जिला स्तर पर सचल चिकित्सा इकाई (Mobile medical unit) की सेवाएँ उपलब्ध कराना।

5.2   Explain organization setup at state level.

राज्य स्तर के संगठन की व्यवस्था का विस्तृत वर्णन कीजिए।

उत्तर राज्य स्तर पर स्वास्थ्य संगठन (**Health Organization at State Level**)

संरचना (Organization)

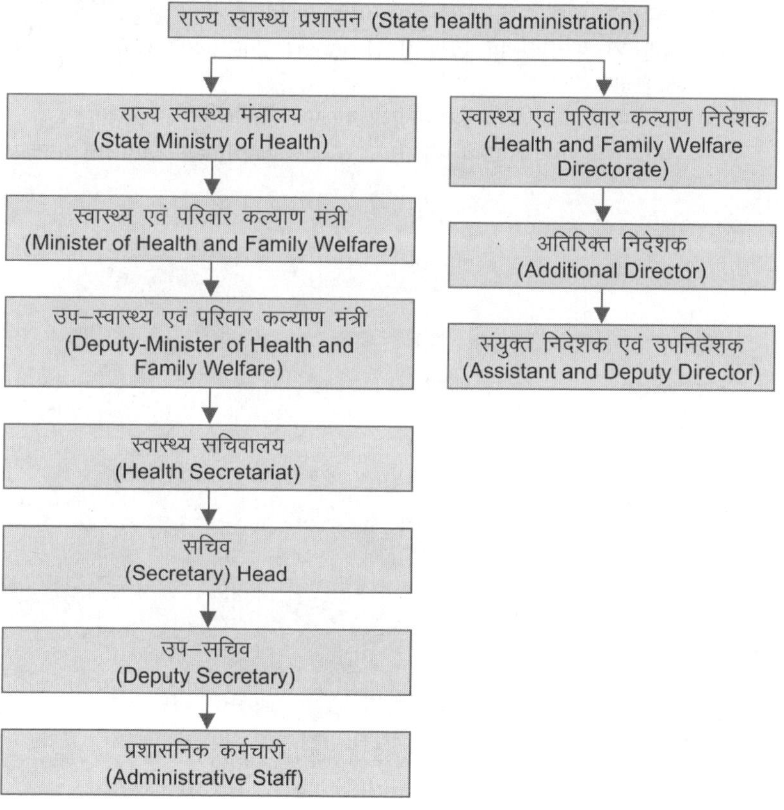

राज्य स्वास्थ्य निदेशालय के कार्य (Function of State Health Directorate)

- राज्य में सभी को स्वास्थ्य सेवाए प्रदान करना।
- राज्य में स्वास्थ्य सेवाओं का नियोजन करना।
- खाने में मिलावट को रोकना तथा खाद्य पदार्थों की स्वच्छता पर नियंत्रण रखना।
- राष्ट्रीय स्वास्थ्य कार्यक्रमों को लागू एवं संचालित करना तथा समय–समय पर उनकी समीक्षा एवं मूल्यांकन करना।
- आवश्यक आँकड़ो (Vital Statistics) का एकत्रीकरण करना।
- प्रजनन एवं बाल सेवाओं (Reproductive and child health) को बढ़ावा देना।
- पोषण कार्यक्रमों को प्रोत्साहित करना।
- स्वास्थ्य शिक्षा द्वारा जागरूकता उत्पन्न करना।
- स्वास्थ्य कर्मियों को नियमित (Regular) एवं निरंतर (Continuous) प्रशिक्षण देना।
- ग्रामीण एवं शहरी स्वास्थ्य सेवाओं का प्रशासनिक नियंत्रण करना।
- केन्द्र तथा राज्य स्वास्थ्य मंत्रालय द्वारा जारी किए निर्देशों का पालन करना।

COMMUNITY HEALTH NURSING–II

August 2019

Course: Diploma in General Nursing and Midwifery   **Year:** Third

Subject: Community Health Nursing-II   **Code:** 4514

Time: 3 hours   **M. Marks:** 75

---

1   **Four options of answer of each question are given, only one option is correct. Choose and write only the correct option after Question No.**   **5**

1.1   **The community development programme was started in India on:**

भारत में सामुदायिक विकास कार्यक्रम का प्रारंभ हुआ–

(a) 1952

(b) 1953

(c) 1954

(d) 1955

उत्तर (a) 1952   1

1.2   **First dose of vitamin A is given at age**

विटामिन ए की पहली खुराक.................उम्र में दी जाती है।

(a) 6 weeks (छः सप्ताह)

(b) 10 weeks (दस सप्ताह)

(c) 9 months (नौ सप्ताह)

(d) 16 months (सोलह सप्ताह)

उत्तर (c) 9 months (नौ सप्ताह)   1

1.3   **Rural health scheme is based on the principles of placing peoples health in:**

ग्रामीण स्वास्थ्य योजना में जनता के स्वास्थ्य को किस पर रखना आधारित है।

(a) Nurses hand (नर्सेज हैंड)

(b) Doctor hand (डाक्टर हैंड)

(c) Peoples hand (पीपुल्स हैंड)

(d) PHC (पी. एच. सी.)

उत्तर (c) Peoples hand (पीपुल्स हैंड)   1

1.4   **Head quarter of UNICEF is in:**

यूनीसेफ का हेड क्वार्टर–

(a) Geneva (जिनेवा)

(b) New York (न्यूयॉर्क)

(c) Island (आइसलैण्ड)

(d) USA (यू. एस. ए.)

उत्तर (b) New York (न्यूयॉर्क)   1

1.5   **School Health Programme was started in year:**
स्कूल स्वास्थ्य कार्यक्रम की शुरूआत किस वर्ष मे की गयी?
(a) 1998
(b) 1962
(c) 1960
(d) 1975

उत्तर (b) 1962   1

2.   **Choose right and wrong in the following statements:**   5
2.1   **ESI Act was passed in 1948.**
ई. एस. आई. अधिनियम में पारित हुआ था ।

उत्तर सही   1

2.2   **Indian Red Cross Society was established in 1920.**
भारतीय रेडक्रास सोसायटी की स्थापना वर्ष 1920 में हुई।

उत्तर सही   1

2.3   **Other name of Bhore Committee is "Health Survey and Development Committee".**
भोर कमेटी का दूसरा नाम हैल्थ सर्वे कमेटी है।

उत्तर सही   1

2.4   **Male health worker provides health services to 1000 population only**
पुरूष स्वास्थ्य कार्यकर्ता केवल 1000 जनसंख्या को स्वास्थ्य सेवा प्रदान करते हैं।

उत्तर सही   1

2.5   **Epidemiology is study of endemic.**
महामारी के अध्ययन को एपिडेमियोलॉजी कहते है।

उत्तर सही   1

3.   **Fill up the Blanks:**   5

3.1   **Full form of I.C.D.S. is...**
आई.सी.डी.एस. .... का पूरा नाम लिखिये।

उत्तर Integrated child health development services   1

3.2   **.....................Therapy is given to prevent dehydration.**
डिहाईड्रेशन से बचाने के लिए .... थेरेपी दी जाती है।

उत्तर O.R.S.   1

3.3 The Alma-Ata conference was held in the year

अल्मा आटा–सम्मेलन सन .... में हुआ था।

उत्तर 1978   1

3.4 The training period of Anganwadi workers is.......................

आँगनबाड़ी कर्मचारी को .... माह का प्रशिक्षण दिया जाता है।

उत्तर 26 Working days   1

3.5 Full form of ASHA is................................

ए.एस.एच.ए. का पूरा नाम ....है।

उत्तर Accredited Social Health Activist   1

4.   Write short notes on any four of the following:

4.1 Write about Kartar Singh Committee.

करतार सिंह कमेटी के बारे में लिखिए।

उत्तर करतार सिंह कमेटी (Kartar Singh Committee)

इस कमेटी का गठन भारत सरकार द्वारा अक्टूबर 1972 में निम्न बिन्दुओं के संबंध में अपनी सिफारिशों देने के लिए किया था।

(a) दूरवर्ती तथा सुपरवाइजरी स्तर पर समेकित सेवाओं (integrated services) की संरचना।

(b) बहुउद्देशीय कार्यकर्ताओं (multipurpose health workers) को रखने की व्यवहार साध्यता तथा इन कार्यकर्ताओं के प्रशिक्षण की आवश्यकता।

(c) समेकित चिकित्सकीय जनस्वास्थ्य तथा परिवार नियोजन संबंधी सेवाओं (integrated medical, public health and family planning services) के क्रियान्वयन हेतु परिवार नियोजन कार्यक्रम के अंतर्गत स्थापित की गई भ्रमणशील सेवा ईकाईयों (mobile service units) का उपभोग।

– इस कमेटी के चैयरमेन श्री करतार सिंह थे।

– इस कमेटी को The committee on multipurpose workers under health and family planning के नाम से भी जाना जाता है।

– इस कमेटी ने 1973 में अपनी रिपोर्ट प्रस्तुत की थी।

– इस कमेटी की मुख्य अनुशंसाएँ (Recommendations) निम्न थीं

(a) वर्तमान में कार्यरत ANM के स्थान पर महिला स्वास्थ्य कार्यकर्ताओं (female health workers) को रखा जाना चाहिए।

(b) बेसिक हेल्थ वर्कर्स (Basic health workers), मलेरिया निगरानी कार्यकर्ताओं (Malaria survillance workers), स्वास्थ शिक्षा सहायकों (Health education assistants), टीकाकरण कर्ताओं (vaccinators), परिवार नियोजन स्वास्थ्य सहायकों (family planning health assistance) आदि।

4.2 What are the consequences of population growth?
जनसंख्या वृद्धि के परिणाम क्या–क्या हैं?

उत्तर जनसंख्या वृद्धि के निम्नलिखित परिणाम होते है:

- विकास की दर धीमी हो जाती हैं।
- खाद्यान्न की समस्याएँ बढ़ जाती हैं, जैसे कम उत्पादन अधिक जरूरत।
- बेरोजगारी एवं बेरोजगारों की संख्या में दिन–प्रतिदिन वृद्धि होना।
- देश की अर्थव्यवस्था पर अत्यधिक भार पड़ना।
- व्यापक गरीबी का होना एवं बहुत बड़ी जनसंख्या का गरीबी रेखा से नीचे होना।
- प्रति व्यक्ति आय का निम्न स्तर पर होना।
- औद्योगीकरण में बाधा होना एवं औद्योगिक प्रदूषण का बढ़ना।
- सर्वत्र अभाव एवं मंहगाई की समस्या।
- परिवार नियोजन एवं जनसंख्या नियंत्रण पर व्यय।
- रहन–सहन के स्तर (Standard of living) का निम्न होना।
- व्यवहारिक समस्याओं का जन्म होना।
- सामाजिक समस्याओं (अपराध) का जन्म होना।

4.3 Health Education. स्वास्थ्य शिक्षा

उत्तर स्वास्थ्य शिक्षा (Health education)

परिभाषा (Definition)

स्वास्थ्य शिक्षा, स्वास्थ्य जीवन शैली एवं आदतों को अपनाने, उसकी देखभाल करने हेतु सूचना, प्रोत्साहन एवं सहायता प्रदान करती है तथा इस उद्देश्य की प्राप्ति हेतु जरूरी पर्यावरण बदलाव को व्यक्त करती है एवं स्वास्थ्य शिक्षा से संबंधित व्यावसायिक प्रशिक्षणों (occupational training) तथा अनुसंधानों (research) का संचालन करती हैं।

स्वास्थ्य शिक्षा के उद्देश्य (Aims of health education)

- लोगों को स्वास्थ जीवनशैली (Healthy lifestyle) अपनाने के लिए प्रेरित करना।
- लोगों में स्वास्थ्य समस्याओं को स्वयं के स्तर पर हल करने के लिए जागरूकता उत्पन्न कराना तथा इससे संबंधित ज्ञान देना।
- स्वास्थ्य सेवाओं के सही एवं भरपूर उपयोग हेतु व्यक्तियों को समझाना।
- स्वास्थ्य सेवाओं के विकास के लिए जनता की सहभागिता (community participation) को बढ़ाना।

स्वास्थ्य शिक्षा के सिद्धांत (Principle of health education)

- स्वास्थ्य शिक्षा देने से पहले उसके विषय, संसाधन की उपलब्धता, समय सीमा एवं विषय की स्वीकार्यता का नियोजन करना चाहिए।

- अच्छी एवं सफल स्वास्थ्य शिक्षा के लिए उचित एवं उत्तम सम्प्रेषण (communication) होना आवश्यक है।
- इसे प्रेरणादायक बनाना चाहिए ताकि लोग नई आदतें, विचार एवं गतिविधियों को अपनाने के लिए प्रोत्साहित हों।
- स्वास्थ्य शिक्षा उसी विषय पर देनी चाहिए जो लोगों की स्वास्थ्य संबंधित समस्याओं, जरूरतों एवं रूचि पर आधारित हों।
- लोगों एवं स्वास्थ्य शिक्षक के बीच अच्छे, उदार एवं मधुर संबंध होने चाहिए।
- स्वास्थ्य शिक्षा में लोगों की सहभागिता (participation), उन्हें कार्य को स्वेच्छा (Voluntary) से स्वीकार करने में सहयोग करती है।
- यह शिक्षा लोगों की समझ (comprehension) के अनुसार होनी चाहिए।
- स्वास्थ्य शिक्षा क्रियात्मक (activity centered) होनी चाहिए।
- इसमें शिक्षा की सूक्ति (maxims of teaching) का प्रयोग करना चाहिए।
- पुनरावृत्ति एवं दोहराव (repetition) विषय को समझने में अत्यंत महत्वपूर्ण होता हैं।

4.4 Temporary methods of family planning.
परिवार नियोजन के अस्थायी तरीके।

उत्तर

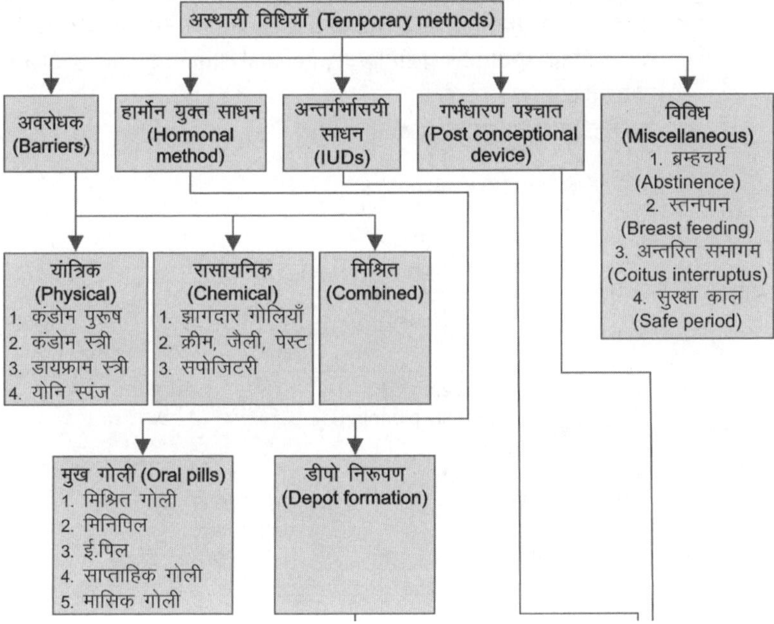

Contd...

Contd...

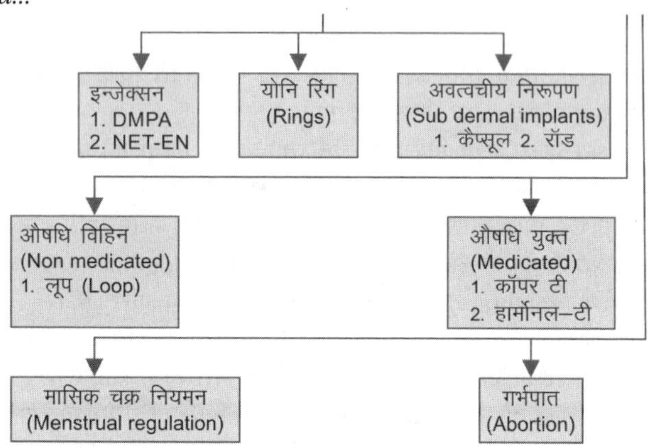

4.5   Under five clinic (अण्डर फाइव क्लीनिक)

उत्तर Under Five Clinics

- जन्म से लेकर पाँच वर्ष की आयु तक के बच्चे के वृद्धि एवं विकास (Growth and development) को मॉनीटर करने एवं उसे किसी प्रकार के रोग से ग्रस्त होने से बचाने के लिए Under five clinics की स्थापना की गई है।
- यह क्लीनिक एन्टीनेटल क्लीनिक (Antenatal clinic) के साथ ही चलाया जाता है।
- इसके तीन मुख्य घटक (Component) हैं–

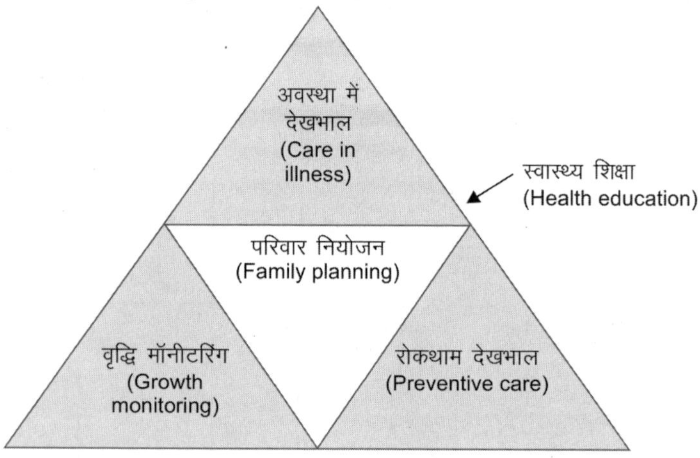

1. **वृद्धि मॉनीटरिंग (Growth monitoring)**

   इसमें बच्चे की शारीरिक एवं मानसिक वृद्धि (Growth) एवं विकास (Development) का ऑकलन किया जाता है। खासतौर पर इसमें वजन की वृद्धि का ऑकलन किया जाता हैं जो इस प्रकार है:–

   - प्रथम वर्ष–प्रतिमाह 1 बार
   - द्वितीय वर्ष–दो माह में 1 बार
   - 5–6 वर्ष तक–तीन माह में 1 बार

   इस वजन को वृद्धि चार्ट (Growth chart) पर रिकॉर्ड करते हैं जो बच्चे का Growth curve दर्शाता है। इस Curve के अनुरूप बच्चे की अनुकूल (favorable) एवं प्रतिकूल (unfavorable) वृद्धि का ऑकलन किया जाता है।

2. **रोकथाम देखभाल (Preventive care)**

   - शारीरिक परीक्षण (Physical examination)– बच्चे का नियमित (regular) एवं निरंतर (continuous) समय–समय पर शारीरिक परीक्षण किया जाता है। जोखिम वाले (high risk) बच्चों को चिंहित कर उन्हें विशेष देखभाल प्रदान की जाती है।

   - पोषण देखभाल (Nutritional care)– इस उम्र में बच्चों में पोषण की कमी (Nutritional deficiency) के रोगी होने की संभावना अधिक होती है, इसलिए इस क्लीनिक के माध्यम से बच्चे के उचित पोषण एवं आहार पर प्रभावी निगरानी रखी जा सकती है।

   - टीकाकरण (Immunization)– बच्चों को कई संक्रामक एवं जानलेवा बीमारियों से बचने के लिए टीकाकरण दिया जाता है।

   - ओरल रिहाईड्रेशन थेरेपी (Oral rehydration therapy)– बच्चों में अतिसार (Diarrhea) एवं वमन (vomiting) से निर्जलीकरण (dehydration) की समस्या बढ़ जाती है। यदि समय रहते इसका उपचार नहीं किया तो यह जानलेवा सिद्ध हो सकता है। इसलिए इस क्लीनिक में बच्चों के लिए मुफ्त ORS (Oral rehydration solution) बाँटा जाता है।

   - स्वास्थ्य शिक्षा एवं परिवार नियोजन (Health education and family planning)– यह क्लीनिक स्वास्थ्य शिक्षा देने का उपयुक्त स्थान होता है। यहाँ बच्चों की देखभाल संबंधित शिक्षा से लेकर माताओं को परिवार नियोजन की शिक्षा भी दी जाती है।

3. **अस्वस्थता में देखभाल (Care in illness)**

   यह रोकथाम के साथ प्रोत्साहक (promotive) एवं चिकित्सकीय (curative) सेवा भी प्रदान करती है। बच्चे में उपस्थिति तीव्र (severe) एवं दीर्घकालिक (chronic) रोगों का उपचार तथा वृद्धि एवं विकास संबंधित विकार का निदान (diagnosis) एवं उपचार भी किया जाता है।

4.6 **Write about nursing bag and bag technique.**

नर्सिंग बैग (Nursing bag) एवं बैग तकनीक (Bag technique) के बारे में लिखें।

उत्तर नर्सिंग बैग—

समुदाय में स्वास्थ्य सेवा प्रदान करने के लिए नर्स एक विशेष प्रकार का बैग (कपड़े, चमड़े या प्लास्टिक का) रखती है, जिसमें प्राथमिक चिकित्सा एवं उपचार (Primary treatment and First aid) की आवश्यक वस्तुएँ उपस्थिति होती हैं, इसे नर्सिंग बैग कहते है।

बैग तकनीक (Bag technique/Principles of using bag)

- बैग के रखने के लिए साफ (clean), सुरक्षित (safe) एवं थोड़ी ऊँची (high) जगह का चुनाव करें।

- बैग को जगह पर सुरक्षित रखने से पहले एक साफ अखबार (newspaper) को बिछाएँ ताकि बैग गंदा न हो।

- बैग खोलने से पहले अच्छी तरह से हाथ धोएँ।

- बैग को खोलकर एक ही बार में (यदि संभव हो तो) आवश्यक सामान बाहर निकाल लें एवं फिर बैग को बंद कर दें।

- प्रक्रिया (Procedure) होने के बाद
    - उपयोग की गई वस्तुओं में मलिन वस्तुओं (waste/soiled) को अलग रख उनका निस्तारण (disposal) करें।
    - उपकरणों (instruments) को विसंक्रमण (disinfection) के लिए स्वास्थ्य केंद्र ले जाने के लिए अलग बैग में रखें।
    - प्रदूषण रहित, जला सकने वाले कूड़े को जला दें।

- प्रक्रिया समाप्त होने के बाद हाथ साफ करे और साफ सामान को बैग में रख कर अच्छी तरह से बैग बंद कर दें।

- बाहरी जेबो से निकाले गए, सामान को वापस रखें।

- बैग के प्रयोग में निम्नलिखित सावधानियां हैं:
    - समुदाय में जाने से पहले बैग के सामान का निरीक्षण करें।
    - बैग को हमेशा साफ एवं धूल मुक्त रखें।
    - बैग के अंदर विसंक्रमित वस्तुएँ (disinfection/sterile things) रखें तथा बाहरी जेबों में साफ चीजें (जैसे कलम, कागज व रूमाल आदि)।
    - इसे बच्चों एवं संक्रमित रोगी से दूर रखें।

- प्रक्रिया पूर्ण होने पर प्रक्रिया को रिकॉर्ड करें।

5.   Answer in details any four of the following:

5.1   What are the aims of school health services? Why school health services are important?

स्कूल स्वास्थ्य सेवा के उद्देश्य क्या–क्या है? स्कूल स्वास्थ्य सेवा क्यों महत्वपूर्ण है?

उत्तर एक बालक के संपूर्ण विकास के लिए उसे हर स्तर पर अच्छी स्वास्थ्य सुविधाएँ मिल सकें इसके लिए स्कूल स्वास्थ्य सेवाओं की शुरूआत की गई।

स्कूल स्वास्थ्य सेवा के मुख्य उद्देश्य (Aim) हैं:

- स्वास्थ्य निरीक्षण, स्वास्थ्य सेवा एवं पोषण कार्यक्रमों द्वारा स्कूली बच्चों का सम्पूर्ण विकास एवं उन्नति हो सके।
- संक्रामक रोगों की रोकथाम एवं कन्ट्रोल किया जा सके।
- स्कूल स्वास्थ्य सेवाओं एवं स्वस्थ्य जीवन को स्कूल में प्रोत्साहित करना, ताकि छात्र स्वास्थ्य के प्रति अनुकूल प्रवृत्ति अपना सके।

उद्देश्य (Objectives)

- बच्चे में स्वास्थ्य के प्रति स्वास्थ्य एवं सकारात्मक सोच का विकास करना।
- अच्छे स्वास्थ्य के प्रति बच्चों को स्वास्थ्य संबंधी ज्ञान एवं प्रवृत्ति अपनाने में सहायता करना।
- बच्चों को सामान्य स्वास्थ्य समस्याओं एवं उनकी रोकथाम के तरीकों से अवगत कराना।
- बच्चे को स्वास्थ्य प्रचार में एक चेन्ज ऐजेन्ट (change agent) की तरह समझना तथा उन्हें स्वास्थ्य के प्रति प्रोत्साहित करना।
- शिक्षकों को स्वास्थ्य संबन्धी जानकारी से लैस (equip) करना, जिससे वह बच्चे को एक प्रभावी वातावरण में स्वास्थ्य शिक्षा दें सके।
- स्कूल के वातावरण की साफ–सफाई को सुनिश्चित करना तथा पीने के पानी तथा कूड़ा फेंकने की विधि एवं स्थान आदि पर विशेष ध्यान देना।
- एक उचित सामाजिक एवं भावनात्मक व्यवहार को प्रोत्साहित करना।
- स्वास्थ्य समृद्धि के लिए स्कूल, घर एवं समुदाय के लोगों का सहयोग प्राप्त करना।

स्कूल स्वास्थ्य सेवाएँ विभिन्न प्रकार से बच्चों के स्वास्थ्य की देखभाल करती हैं तथा भविष्य में स्वास्थ्य जीवन शैली अपनाने में सहायता करती हैं। मुख्य कारण जिसकी वजह से स्कूल स्वास्थ्य सेवाएँ महत्वपूर्ण हैं वह है:

1. बच्चों का प्राथमिक स्वास्थ्य परीक्षण

- स्कूल स्वास्थ्य सेवाओं के अतंर्गत बच्चों का प्राथमिक परीक्षण किया जाता है। इस परीक्षण के कारण यह पता लगाया जा सकता है कि कितने बच्चे कमजोर या कुपोषण का शिकार हैं, जिनकी वृद्धि नहीं हो रही है या जिनमें किन्ही चिन्हों एवं लक्षणों को देखकर किसी रोग के होने की सम्भावना होती है।

– ऐसे बच्चों का पूर्ण रूप से परीक्षण कर, सही समय पर उनका उपचार कराया जा सकता है।

2. स्कूल की स्वच्छता पर नियन्त्रण

– इस कार्यक्रम के अंतर्गत स्कूल की स्वच्छता का निरीक्षण किया जाता है।

– स्कूल में बच्चों को स्वच्छ पीने का पानी, स्वच्छ मूत्रालय एवं शौचालय आदि के प्रबंधन को सुनिश्चित किया जाता है, ताकि बच्चे किसी प्रकार के जल या शौच से उत्पन्न हुए संक्रमण का शिकार न हो। अतः यह बिमारियों की रोकथाम के लिए भी महत्वपूर्ण है।

3. राष्ट्रीय पोषण कार्यक्रम को बच्चों तक पहुचानें का माध्यम

• मिड–डे–मील, Vitamin A प्रोग्राम आदि का संचालन स्कूली स्तर पर किया जाता है। अधिकतर बच्चे स्कूल अवश्य जाते हैं, इसलिए स्कूल स्वास्थ्य सेवाओं के अन्तर्गत स्कूली बच्चों में पोषण संबंधी समस्याओं को पहचाना जा सकता है तथा उनका निवारण किया जा सकता है।

4. चिकित्सा का प्रचार (Health promotion)

• स्कूली स्तर से यदि बच्चों को स्वास्थ्य के प्रति सचेत किया जाए, तो वह स्वास्थ्य को अपनाने तथा दूसरों तक पहुँचाने में सहायक होते हैं। इस कारण यदि स्कूल स्वास्थ्य सेवाओं को प्रोत्साहित किया जाता है तो अन्य स्वास्थ्य संम्बन्धी सेवाओं का प्रचार अपने आप बच्चों के बीच हो जाता है तथा वे स्वास्थ्य के प्रति जागरूक हो जाते हैं।

• बच्चे प्रत्येक राष्ट्र का भविष्य होते हैं, यदि उनके स्वास्थ्य का ध्यान नहीं रखेंगे तो राष्ट्र के स्वास्थ्य पर असर पड़ेगा। इसलिए एक स्वास्थ राष्ट्र के लिए स्वस्थ बच्चों का होना अनिवार्य है। स्कूल स्वास्थ्य सेवाएँ हमें इसे बनाए रखने में सहायक होती हैं।

• इस कार्यक्रम द्वारा युवा पीढ़ी को जीवन शैली अपनाने के लिए, शिक्षा एवं प्रोत्साहन दिया जाता है, जिससे वे भविष्य में स्वास्थ्य के प्रति सचेत रहें।

• बच्चें का स्वास्थ्य उन्हें एक अच्छा नागरिक बनाने के लिए सहायक होता है, ताकि वह अपना, अपने परिवार का, समाज का तथा राष्ट्र का वेलफेयर (welfare) कर सके।

• स्कूल में आने वाले बच्चे विभिन्न, सामाजिक, आर्थिक एवं सांस्कृतिक तबके से होते हैं। जो उनके स्वास्थ्य एवं पोषण पर असर डालता है। अतः स्कूल स्वास्थ्य सेवाओं द्वारा उन सभी बच्चों को समान रूप से स्वास्थ्य, देखभाल एवं शिक्षा दी जा सकती है, ताकि वे अपने स्वास्थ्य का प्रबंधन कर सकें।

5.2 Describe local self government both in urban and rural area.

भारत के नागरीय क्षेत्रों और ग्रामीण क्षेत्रों में स्थानीय स्वायत्त संस्थाओं के बारे में विस्तारपूर्वक लिखिए।

उत्तर नागरीय क्षेत्रों की स्थानीय स्वायत संस्थाओं को आबादी के अनुसार बाँटा गया है जो इस प्रकार हैं:

- नगर–पालिका (Municipalities)
- नगर–निगम या कॉर्पोरेशन (Corporation)
- नागरिक प्रशासन विभाग या टाउनशिप (Township)
- छावनी परिषद (Cantonment boards)

1. **नगर–पालिका (Municipalities)**
   - यह 2,00,000 से 3,00,000 की आबादी के लिए होती है।
   - प्रत्येक शहर कई इकाई में विभाजित होता है, जिन्हें वार्ड (ward) कहते हैं।
   - प्रत्येक वार्ड से एक सदस्य का चुनाव किया जाता है तथा सभी सदस्य मिलकर नगर–पालिका समिति का गठन करते हैं।
   - नगर–पालिका समिति का चैयरमैन चुनाव द्वारा चुना जाता है।
   - **नगरपालिका के कुछ कार्य:**
     a. घर, लैटरिन (शौंचालय), मूत्रालय तथा बाजार का निर्माण
     b. पेयजल एवं स्वच्छ जलपूर्ति की सुविधा
     c. मल के निकास एवं निष्कासन का प्रबंधन
     d. शव का निष्कासन
     e. जन्म एवं मृत्यु का पंजीकरण
     f. संक्रामक रोगों का नियंत्रण

2. **नगर निगम या कॉर्पोरेशन (Corporation)**
   - यह 1,00,000 की आबादी के लिए होता है।
   - प्रत्येक नगर निगम को डिवीजन में विभाजित किया जाता है तथा प्रत्येक डिवीजन से एक सदस्य निर्वाचित किया जाता है।
   - नगर निगम के सदस्यों को पार्षद कहते हैं।
   - महापौर (Mayor) नगर निगम का मुख्य अधिकारी होता है तथा कमिश्नर कार्यपालक अधिकारी होता है।
   - **नगर निगम के कार्य:**
     - नगर निगम उन सभी कार्यों में भाग लेता है जो नगर पालिका के अंतर्गत किए जाते हैं। इसके अलावा इसके अन्य कार्य हैं।
     - खतरनाक रोगों की रोकथाम के प्रबंधन
     - प्राथमिक शिक्षा का प्रावधान
     - विद्युत आपूर्ति

○ सड़क परिवहन सेवाएँ

○ सार्वजनिक सड़को का निर्माण, देखभाल एवं नामकरण।

○ अग्निशमन (Fire brigade) का प्रबंधन एवं देखभाल

○ सालाना रिपोर्ट का प्रकाशन करना

○ भोजन एवं भोजनालय का नियंत्रण एवं अधिनियम करना।

3. नागरिक प्रशासन विभाग (Township)

– यह 5,000–10,000 की जनसंख्या पर होता है।

– पर्यटक स्थल एवं औद्योगिक क्षेत्र में नागरिक विभाग होते हैं।

– इसका मुख्य उद्देश्य सैलानी एवं अस्थिर जनसंख्या को उत्सव एवं कार्य अवधि के दौरान सुविधाएँ उपलब्ध कराना है।

4. छावनी परिषद (Cantonment boards)

– छावनी परिषद उन शहर या स्थानों पर होती है जहाँ सेना एवं सैनिक परिवार बसते हैं।

– इस परिषद में सेना के अधिकारी एवं स्थानीय लोग होते है जो स्थानीय समस्याओं का समाधान मिलकर निकालते हैं।

ग्रामीण क्षेत्रों की स्थानीय स्वायत्त संस्था (Rural Local Self-Goverment) पंचायती राज

यह स्थानीय ग्रामीण वासियों से मिलकर बनती है जिनके पास कुछ सीमा तक स्वायत्तता अधिकार होते हैं।

इनके तीन स्तर होते हैं:

1. ग्राम पंचायत
2. ब्लाक (Block)/पंचायत समिति
3. जिला परिषद

1. ग्राम पंचायत

- यह पंचायती राज का पहला चरण है। ग्राम पंचायत एक या एक से अधिक गाँवों से बनता है।

- ग्राम पंचायत में 5 से 31 तक सदस्य होते हैं तथा मुखिया को सरपंच या प्रधान कहते हैं।

- सदस्यों का चुनाव मतदान द्वारा किया जाता है।

- ग्राम प्रधान पंचायत के कार्य निम्नलिखित होते है:

  a. गाँव में साफ–सफाई का ध्यान रखना।

  b. पुल, कुएँ एवं तालाबों को बनवाना एवं उनकी देखभाल करना।

  c. स्वास्थ्य सेवाओं को सुधारने तथा उनके उपयोग को प्रोत्साहित करना।

  d. ग्रामीण विद्यालयों को अच्छी तरह से संचालित करना।

  e. कृषि एवं अन्य घरेलू उद्योगों में सुधार करना।

2. पंचायत समिति (Block level)

- यह तहसील या तालुका स्तर पर होती है। यह तहसील के अतंर्गत आने वाले गाँवों को कवर करती है।
- यह ग्राम पंचायत एवं जिला परिषद के बीच की कड़ी होती है।
- एक समिति को 5 वर्ष के लिए चुना जाता है तथा इसके मुखिया–चेयरमैन एवं वाइस चैयरमैन होते हैं।
- इसके सदस्य सभी गाँवो के सरपंच, स्थानीय विधायक एवं लोकसभा सदस्य, अनुसूचित जाति एवं जनजाति के प्रतिनिधि एवं कुछ निर्वाचित सदस्य होते हैं।
- पंचायत समिति के कार्य–
  - कृषि उन्नति से सम्बंधित योजना लागू करना।
  - प्राथमिक विद्यालय एवं प्राथमिक स्वास्थ्य केन्द्र स्थापित करना।
  - पेय जलापूर्ति, निकास एवं सड़को को बनाना एवं उनकी मरम्मत का कार्य देखना।
  - कुटीर एवं लघु उद्योग का विस्तार करना।
  - युवा संगठन का गठन करना।

3. जिला परिषद (District level)

- इस परिषद का मुख्य अधिकारी एक IAS अफसर होता है।
- इसके प्रमुख कार्य होते हैं:
  - ग्रामीण क्षेत्रों में जरूरतमंद सेवाएँ पहुँचाना।
  - कृषकों को अच्छे बीज उपलब्ध कराना तथा नई टेक्नोलॉजी से उन्हें अवगत कराना।
  - ग्रामीण भागों में स्कूल एवं पुस्तकालय स्थापित कर उनका संचालन करना।
  - गाँवों में प्राथमिक स्वास्थ्य केन्द्र एवं अस्पताल शुरू करना।
  - पिछड़ी जाति एवं जनजातियों के विकास के लिए योजनाएँ बनाना।
  - ग्रामीण रोजगार योजना को लागू करना तथा लघु उद्योगों को विकसित करना।
  - सार्वजनिक सुविधाओं के लिए पुल, सड़क एवं अन्य जरूरी सुविधाओं का निर्माण कराना।
  - रोजगार प्रदान करना।

5.3 **Define MCH. Write the aims and objectives of MCH programme. Write down in details the role of community health nurse in MCH programme.**

मातृत्व एवं शिशु स्वास्थ्य की परिभाषा लिखिये। मातृत्व एवं शिशु स्वास्थ्य कार्यक्रम के उद्देष्यों और विकल्पों को लिखे। इसमे सामुदायिक नर्स की भूमिका लिखे।

उत्तर मातृत्व एवं शिशु स्वास्थ्य (Maternal and child health) की परिभाषा—

मातृत्व एवं शिशु स्वास्थ्य उसे कहते हैं जिसमें माताओं एवं बालकों के स्वास्थ्य तथा पोषण स्तर में विकास तथा एक स्वस्थ शिशु के जन्म को सुनिश्चित किया जाता है।'

मातृत्व एवं शिशु स्वास्थ्य कार्यक्रम के उद्देश्य (Aims):

- माता एवं शिशु की मृत्यु दर (Mortality rate), एवं रूग्णता दर (Morbidity rate) में कमी लाना।
- प्रजनन स्वास्थ्य का प्रचार करना। (Promotion of reproductive health)
- शिशु के परिवार में रहकर शारीरिक एवं मानसिक विकास को बढ़ावा देना।

मातृत्व एवं शिशु स्वास्थ्य (MCH) कार्यक्रम के मुख्यतः तीन विकल्प हैं:

- मातृ मृत्यु दर (Maternal Mortality rate), शिशु मृत्यु दर (Infant mortality rate) एवं रूगणता (Morbidity) दर कम करना।
- शिशु का जन्मोपरांत जीवित रहना। (Child survival)
- प्रजनन स्वास्थ्य (reproductive health) की उन्नति व सुरक्षित मातृत्व (safe motherhood)।
- बच्चों एवं माताओं में कुपोषण (malnutrition) रोकना।
- बच्चो एवं माताओं में संक्रामक रोगों (communicable diseases) से सुरक्षा।
- माताओं एवं बालकों की स्वास्थ्य समस्याओं का प्रारम्भिक ऑकलन (initial assessment) एवं शीघ्र उपचार (immediate treatment)।
- शिशु एवं किशोरों की शारीरिक एवं मानसिक वृद्धि तथा विकास को सुनिश्चित करना।
- परिवार नियोजन सेवाएँ (Family Planning Services) तथा स्वास्थ्य शिक्षा (Health Education) के माध्यम से माताओं एवं शिशुओं के स्वास्थ्य स्तर में सुधार करना।

मातृत्व एवं शिशु स्वास्थ्य देखभाल के क्षेत्र में सामुदायिक स्वास्थ्य नर्स (Community health nurse) की भूमिका इस प्रकार है:

I. प्रत्यक्ष देखभाल (Direct health care)

सामुदायिक स्वास्थ्य नर्स समुदाय में घर–घर जाकर जरूरतमंद स्त्री एवं बच्चों को स्वास्थ्य सेवा प्रदान करती है। इन स्वास्थ्य सेवाओं में निम्नलिखित देखभाल सम्मिलित हैं:

- प्रसव पूर्व देखभाल (Antenatal care)
  - इसमें नर्स गर्भवती स्त्री से संपर्क कर, उसकी प्राथमिक जाँच करती है, उसका सामान्य एवं प्रसूति परीक्षण (general and obstetrical examination) करती है।
  - वह माता को प्रसव तिथि, प्रसव पूर्व देखभाल, प्रसव पूर्व काल में जोखिम चिन्हों (warning sign) को पहचानने आदि का शिक्षण प्रदान करती है।
- अन्तः प्रसव देखभाल (Intranatal care)
  - महिला को प्रसूति के लिए संस्थान में भर्ती कराती है एवं प्रसव क्रिया हेतु उसे तैयार करती है।
  - वह माता के प्रसव की प्रगति (progress of labor) को रिकॉर्ड करती है।
  - प्रसूति के दौरान सुरक्षित प्रसूति करना, अपरा का निरीक्षण करना (examination of placenta), असामान्यताओं को नोट करना आदि कार्य करती है।
  - शिशु के जन्म का समय रिकार्ड करती है तथा उसे आवश्यक नवजात देखभाल (essential new born care) प्रदान करती है।
- प्रसवोत्तर देखभाल (Postnatal care)
  - प्रसूति उपरांत माता की शारीरिक एवं मानसिक स्थिति का ऑकलन कर उसे रिकार्ड करती हैं।
  - प्रसवोत्तर देखभाल जैसे दर्द का उपचार, आहार, निद्रा आदि का ध्यान रखती हैं।
  - माता को प्रसव एवं प्रसवोत्तर काल में किसी उपद्रव (complication) से बचाना एवं यदि उपद्रव उपरिस्थिति है तो उसका उपचार कराना भी नर्स का कार्य हैं।
  - वह प्रसव के तीन दिन तक माँ को प्रसवोत्तर देखभाल देती हैं।
- नवजात शिशु की देखभाल (Neonatal care)
  - शिशु की जन्म के तुरंत बाद देखभाल करती है, और उसका पूर्ण शारीरिक परीक्षण करती हैं।
  - उसकी नाल, श्वास नली, जन्मजात विकृतियों को नोट कर उसका उपचार कराती हैं।

II. प्रबंधकीय भूमिका (Managerial role)
  - प्रसूति संस्थानों में प्रसूति गृह का संगठन एवं प्रबंधन करना।
  - मातृत्व एवं शिशु संबंधित सामुदायिक गतिविधियों में भाग लेना।
  - दाइयों, मिडवाईफ, महिला स्वास्थ्य कार्यकर्ताओं के कार्य का निरीक्षण करना तथा उन्हें मार्गदर्शन देना।
  - मातृत्व क्लीनिक (maternal clinic) का आयोजन एवं प्रबंधन करना।

– साक्षात्कार, मापदंडो (standards) के आधार पर मातृत्व एवं शिशु कल्याण सेवाओं का मूल्यांकन करना।

– मातृत्व एवं शिशु सेवाओं के अनुसंधान कार्य में सहायता करना।

III. शिक्षा प्रदान करने की भूमिका (Educational role)

– दाईयों, आशा (ASHA), माताओं एवं परिवार को व्यक्तिगत अथवा समूह के रूप में स्वास्थ्य शिक्षा प्रदान करना।

– गर्भवती माता की देखभाल करने संबंधी विषय पर, स्वयं गर्भवती माता एवं उसके परिवार को शिक्षा प्रदान करना।

– संस्थागत प्रसव के लाभ एवं महत्व के बारे में शिक्षा देना एवं संस्थागत प्रसव के लिए प्रोत्साहित करना।

– जन्मोपरांत शिशु की देखभाल के महत्वपूर्ण घटकों जैसे स्तनपान, संक्रमण से बचाव, पोषण आदि के बारे में माँ एवं परिवार को शिक्षित करना।

इस प्रकार मातृत्व सेवाओं में सामुदायिक नर्स की बहुआयामी भूमिका होती है।

5.4 **Define Primary Health Care. Write the principles of primary health care. Write down the functions of medical officer in primary health centre.**

प्राथमिक स्वास्थ्य की परिभाषा लिखिए। प्राथमिक स्वास्थ्य देखभाल के सिद्धांत लिखें, प्राथमिक स्वास्थ्य केन्द्र में चिकित्सा अधिकारी के कार्य लिखिए।

उत्तर प्राथमिक स्वास्थ्य देखभाल—

प्राथमिक स्वास्थ्य देखभाल व्यक्ति, परिवार या समुदाय एवं स्वास्थ्य सेवाओं के बीच पहला संपर्क स्तर (contact level) है। 1978 में अल्मा आटा (Alma Ata) सम्मेलन में प्राथमिक स्वास्थ्य पर विशेष बल दिया गया तथा इसमें जनता की सहभागिता (community participation) को विशेष महत्व दिया गया। इसी के अंतर्गत 'सबके लिय स्वास्थ्य' (Health for all) का अंकन किया गया।

परिभाषा (Definition)

'प्राथमिक स्वास्थ्य देखभाल का अर्थ है, व्यक्तियों को सार्वजनिक रूप से सुलभ एवं स्वीकार्य, आवश्यक देखभाल प्रदान करना जिसमें लोगों की पूर्ण भागीदारी हो तथा जिसकी लागत, समुदाय एवं राष्ट्र उठाने में सक्षम हों।'

प्राथमिक स्वास्थ्य देखभाल के सिद्धांत (Principle of primary health care)

W.H.O. ने प्राथमिक स्वास्थ्य सुविधा के निम्न सिद्धांत दिए हैं:

- उचित वितरण (Equitable distribution)
- सामुदायिक सहभागिता (Community participation)
- उपयुक्त तकनीक (Appropriate technology)
- रोकथाम पर फोकस (Focus on prevention)
- बहुक्षेत्रीय समन्वयन (Multisectorial co-ordination)

चिकित्सा अधिकारी के कार्य (प्राथमिक स्वास्थ्य केन्द्र)

- यह टीम का मुखिया होता है, एवं स्वास्थ्य टीम के कार्य का उचित एवं प्रभावी संचालन करना उसका कार्य होता है।
- वह सभी स्वास्थ्य सेवाओं के क्षेत्र में कार्य करता है, जिसमें परिवार नियोजन भी शामिल हैं।
- वह टीकाकरण कार्य के नियोजन एवं संचालन के निर्देश जारी करता है। एवं इस कार्यक्रम को घर–घर तक पहुँचाने की कोशिश करता है।
- वहाँ अपने PHC के आस–पास के क्षेत्रों के स्कूलों में जाकर स्वास्थ्य की समीक्षा करता है एवं बच्चों की जाँच एवं परीक्षण का इंतजाम करता है।
- वह मातृत्व एवं शिशु स्वास्थ्य (Maternal and Child Health) सेवाओं का उचित एवं प्रभावी संचालन करता है।
- वह सभी कार्यकर्ताओं का प्रशिक्षण (जैसे ASHA, TBA, VHG) सुनिश्चित करता है।
- परिवार नियोजन के स्थायी उपचार (Tubectomy and Vasectomy) का संचालन करना एवं समाज में इसे प्रोत्साहित करना।
- प्रतिमाह अपने दल की मीटिंग लेना, ताकि वह उनकी समस्याओं को सुन सके एवं स्वास्थ्य क्रियाओं की उन्नति की समीक्षा कर सके।
- वह समय–समय पर उपकेन्द्र का निरीक्षण करता है। वहाँ की स्वास्थ्य टीम का पर्यवेक्षण (Supervision) एवं निरीक्षण करता है।
- प्राथमिक स्वास्थ्य केन्द्र की सफलता का श्रेय चिकित्सा अधिकारी का होता है। वह अपने गुण, ज्ञान एवं कौशल से स्वास्थ्य सेवाओं को सुदृढ़ एवं सुनिश्चत करता है।

5.5 **Explain major health problems in India?**
भारत के प्रमुख स्वास्थ्य समस्याएँ क्या–क्या हैं?

उत्तर विभिन्न स्वास्थ्य समस्याओं को विभिन्न वर्गों में विभाजित किया जा सकता है। यह स्वास्थ्य समस्याएँ हैं:

- संक्रामक रोग संबधित समस्याएँ
  - ट्यूबरक्लोसिस (Tuberculosis)
  - यौन रोग (Sexuality transmitted diseases)
  - कोलरा (Cholera), टाइफाइड या मोतीझरा (Typhoid)
  - एक्यूट रेस्पिरेटरी संक्रमण (Acute respiratory infection)
  - चेचक (Chickenpox) एवं खसरा (Measles)
  - डिप्थीरिया (Diphtheria)
  - काली खाँसी (Whooping cough)
  - टिटनस (Tetanus)
  - पोलियो (Polio)

- डायरिया (Diarrheal diseases)
- स्केबीज (Scabies)
- जनसंख्या वृद्धि समस्याएँ
  - मातृ मृत्यु दर (MMR) एवं शिशु मृत्यु दर (Infant Mortality Rate) में बढ़ोत्तरी।
  - चिकित्सकीय सुविधाओं का अनियमित एवं असमान वितरण।
- अनुचित पोषण संबंधित समस्याएँ
  - प्रोटीन एर्निजी मालन्यूट्रिशन [Protein energy malnutrition (PEM)]
  - एनीमिया (Anemia)
  - घेंघा (Goiter) आदि।
- गैर–संक्रामक रोग (Non communicable diseases) संबंधित समस्याएँ
  - हृदय एवं रक्तवाहिकाओं की बीमारी जैसे उच्च रक्तचाप (Hypertension)
  - श्वसन तंत्र की बीमारी (Respiratory Diseases)
  - मेन्टल डिस्आर्डर (Mental disorder)
  - कर्क रोग (Cancer)
  - मधुमेह (Diabetes)
  - अंधापन (Blindness)
  - एक्सिडेंट (Accident) आदि।
- पर्यावरण प्रदुषण संबंधित समस्याएँ
  - जैसे कम सुनना (Deafness), चिड़चिड़ापन (Irritability), थकान (Fatigue), उदरीय संक्रमण (Oral-faccal contamination) आदि।
- व्यवसायिक स्वास्थ्य संबंधित समस्याएँ
  - सिलिकोसिस (Silicosis)
  - फार्मरस लंग (Farmers lung)
  - इनफर्टिलिटी (Infertility) आदि।

5.6   Define Geriatric nursing. Write down purpose of Geriatric Nursing-Explain health problems in aging.

वृद्धावस्था नर्सिंग की परिभाषा एंव उद्देश्य लिखिये। वृद्ध लोगों में होने वाली स्वास्थ्य समस्याएं विस्तारपूर्वक लिखिए।

उत्तर जराचिकित्सा परिचर्या (Geriatric nursing)–

जराचिकित्सा परिचर्या, परिचर्या की वह विशेष (specialized) शाखा है, जो वृद्ध एवं बढ़ती आयु के लोगों के मानसिक शारीरिक एवं चिकित्सकीय सेवाएँ से संबंधित है।

जिरीट्रिक नर्सिंग के उद्देश्य (Purpose of Geriatric Nursing)

- बुजुर्ग वर्ग के लोगों को संपूर्ण स्वास्थ्य देखभाल प्रदान करना जिसमें रोकथाम की देखभाल (preventive care), उपचार (curative care) एवं पुर्नवासन सेवाएँ (rehabilitative services) शामिल हैं।
- स्वास्थ कर्मचारी को बुजुर्ग वर्ग के देखभाल करने में व प्रशिक्षित करना जिसमें अन्य सहयोग सेवा (supportive sevices) तथा पुर्नवासन (rehabilitation) शामिल हैं।
- बुजुर्ग लोगों में स्वास्थ्य संबंधी समस्याओं की पहचान करना तथा उन्हें उचित सामुदायिक स्वास्थ्य देखभाल प्रदान करना एवं उन्हें एक मजबूत रेफरल सिस्टम प्रदान करना।
- वृद्ध लोगों को जिला अस्पताल तथा स्थानीय चिकित्सा संस्थान द्वारा रेफरल की सेवाएँ प्रदान करना।
- वृद्ध लोगों को उनके समुदाय में रहने के लिए आत्मनिर्भर बनाना।
- जीवन के अंतिम वर्षों में वह अपना जीवन शांति एवं सम्मान से जी सकें ऐसा करने में उनकी मदद करना।

बुजुर्ग लोगों की स्वास्थ्य समस्याएँ (Health problems of geriatric group)

उम्र बढ़ने के कारण होने वाली स्वास्थ्य समस्याएँ (Problems due to ageing process)

- मोतियाबिन्द (Cataract)
- ग्लूकोमा (Glaucoma)
- सुनने में कमी (deafness)
- हड्डीयों का कमजोर होना (Osteoporosis)
- एम्फाइसीमा (Emphysema)
- विशेष इंद्रियों की कार्य क्षमता घटना (Failure of special senses)
- मानसिक दृष्टिकोण में परिवर्तन (Change is mental outlook)

- **लम्बी समय की बीमारी से संबंधित समस्याएँ (Problems dissociated with long term illness)**
    - डिजनरेटिव रोग (Degenerative disease)
    - कैंसर [कर्क रोग (Cancer)]
    - दुर्घटनाएँ (Accidents)
    - मधुमेह (Diabetes)
    - चलने फिरने में समस्याएँ (Disease of Loco motor system)
    - श्वसन के रोग (Respiratory illness)
    - मूत्र मार्ग के रोग (Genito urinary disease)

- **मानसिक समस्याएँ (Psychologist problems)**
  - मानसिक परिवर्तन (Mental changes)
    - ○ अवसाद (Depression)
  - याद्दाशत घटना (Memory Loss)
    - ○ अलर्जाइमर (Alzheimer's disease)
  - दृष्टिकोण में कठोरता (Rigidity of outlook)
  - बदलाव नापसंद करना (Dislike of change)
    - ○ पार्किन्सन रोग (Parkinsonism disorder)
    - ○ लैंगिक सामंजस्य (Sexual adjustment)
    - ○ भावनात्मक विकार (Emotional disorder)
      - ❖ सामाजिक असामंजस्य (Social maladjustment)
      - ❖ आंतरिक निष्कासन (Inner withdrawal)
      - ❖ अवसाद (Depression)
      - ❖ जीवन की थकान (Weariness of life)
      - ❖ आत्महत्या (Suicide)
- चिकित्सकीय रोग (Medical illness)
  - हृदय रोग (Cardiac disesase)
    - ○ उच्च रक्तचाप (Hypertension)
    - ○ एथरोस्क्रोलोसिस (Atherosclerosis)
    - ○ Congestive हार्ट विफलता (Congestive heart failure)
    - ○ कार्डियोमायोपैथी (Cardiomyopathy)
    - ○ स्ट्रोक (Srokes)
  - चलने–फिरने के विकार (Locomotive disorders)
    - ○ ओस्टियोआर्याइटिस (Osteoarthritis)
    - ○ गठिया रोग (Rheumatoid arthritis)
    - ○ गठिया (Gout)
    - ○ मायोसाइटिस (Myositis)
  - कैंसर (Cancer)

Other Important Questions

SHORT ANSWERS

प्रश्न वृद्ध होने की प्रक्रिया पर असर डालने वाले कारक क्या–क्या है?
What are the factors affecting aging process?

उत्तर वृद्ध होने की प्रक्रिया पर असर डालने वाले कारक इस प्रकार हैं–

- **अनुवांशिकता (Hereditary)**
  वृद्ध होने की प्रक्रिया पर वंशानुगत कारकों का विशेष महत्व है। अधिकतर यह प्रक्रिया अनुवांशिक कारकों पर निर्भर करती है। अनुवांशिक कारकों द्वारा एक पीढ़ी से दूसरी पीढ़ी में स्वास्थ्य एवं बीमारियाँ दोनों ही पहुँचायी जाती है जो वृद्धि होने की प्रक्रिया पर असर डालती हैं।

- **पर्यावरण (Environment)**
  पर्यावरण के कई कारक वृद्ध होने की प्रक्रिया को तेज कर देते हैं। विभिन्न पर्यावरण कारक वृद्ध होने की प्रक्रिया पर असर डालते है–
  - जैविक प्रभाव (Biological influence) – संक्रमण, प्रदूषण आदि इस प्रक्रिया को बढ़ा देते हैं।
  - रसायनिक प्रभाव (Chemical influence) – जहरीले या टाक्सिक (toxic) रसायन भी इस प्रक्रिया को प्रभावित करते हैं।
  - इकोलाजिकल प्रभाव (Ecological Influence) – मनुष्य कहाँ रहता है एवं वहाँ हवा, जल, वायु एवं इलेक्ट्रोमैगनेटिक तंरगों की अवस्था भी वृद्ध होने की प्रक्रिया पर असर डालती है।

- **जीवन शैली (Life style)**
  प्रत्येक मनुष्य की जीवन शैली भी उसके वृद्ध होने की प्रक्रिया पर असर डालती है। जीवन शैली के विभिन्न कारक जो सीधा इस प्रक्रिया को प्रभावित करते हैं वह है–
  - विवेक– स्वस्थ्य एवं युवा बने रहने की समझ या विवेक।
  - सक्रिय जीवन शैलीः– सक्रिय दिनचर्या मनुष्य के स्वस्थ्य रहने में सहायक होती है।
  - जीवन के प्रति नजरिया भी वृद्ध होने की प्रक्रिया को घटाता या बढ़ाता है।
  - नींद
  - यौन सम्बन्ध
  - पोषणः– मनुष्य के खाने में प्रस्तुत विभिन्न पोषक तत्व भी वृद्ध होने की प्रक्रिया को बढ़ाते या घटाते हैं। यदि मनुष्य स्वस्थ्य एवं पोषक भोजन लेता है तो यह प्रक्रिया धीमी होती है।
  - पारिवारिक सहारा एवं सामाजिक संबंध (Family support and social relationship)

- अच्छे, खुश, सुखी परिवार एवं स्वस्थ्य समाज में रहने से मनुष्य की वृद्ध होने की प्रक्रिया धीमी हो जाती है। वहीं विपरीत अकेले एवं समाज से अलग रहने से यह प्रक्रिया तेज हो जाती है।

प्रश्न भोर कमेटी (Bhore Committee)

उत्तर भोर कमेटी (Bhor Committee 1946)

- इस कमेटी का गठन 1943 में किया गया था।
- इस कमेटी की नियुक्ति के समय इसका नाम स्वास्थ्य सर्वेक्षण एवं विकास समिति (Health survey and development committee) था।
- इसके चेयरमैन का नाम Sir Joseph Bhore था, जिनके नाम पर इस कमेटी का नाम भोर कमेटी पड़ा।
- इस समिति के सदस्यों ने स्वास्थ्य तथा चिकित्सा सम्बन्धी समस्याओं का अध्ययन करने के लिए देश के विभिन्न भागों का भ्रमण किया तथा अपने अध्ययन का विवरण सन् 1946 में चार खण्डों में सरकार के समक्ष प्रस्तुत किया।
- इसने भारत में स्वास्थ्य सेवाओं के पुर्नगठन की जोरदार सिफारिश की तथा सभी स्तरों पर रोगनाशक (curative) एवं रोग निरोधक (preventive) चिकित्सा के एकीकरण पर जोर दिया और सारे देष में प्राथमिक स्वास्थ्य केन्द्रों का जाल फैलाने की सरकार से सिफारिस की।
- भोर कमेटी ने रोगियों की चिकित्सा के लिए चिकित्सालयों के प्रबन्ध के कार्यक्रम को निम्न दो अवस्थाओं में विभाजित किया है।
  1. **अल्पकालीन कार्यक्रम (Short term program):** जिसके अन्तर्गत कमेटी ने ग्रामीण क्षेत्रो में 40,000 की आबादी के लिए एक प्राथमिक स्वास्थ्य केन्द्र स्थापित करने का सुझाव दिया।
  2. **दीर्घकालीन कार्यक्रम (Long term program):** इसके अन्तर्गत कार्यों की व्यवस्था के लिए 30 से 40 वर्षों की अवधि निर्धारित की गई। प्रशासनिक जिलों की जनसंख्या के बीच अंतर होने के कारण चिकित्सा सम्बन्धी व्यवस्था के लिए 30 लाख की आबादी वाले क्षेत्र को एक जिला माना गया तथा प्रत्येक जिले में 10,000 से 20,000 की आबादी पर 75 रोगी शय्याओं (Patient Bed) वाले प्राथमिक स्वास्थ्य इकाई तथा 650 रोगी शय्या वाले माध्यमिक स्वास्थ्य इकाई वाले अस्पतालों को स्थापित करने की योजना प्रस्तुत की गई।

प्रश्न आशा के कोई भी 6 कार्यो को लिखों। (Write any 6 function of ASHA)

उत्तर आशा (ASHA - Accredited Social Health Activist) का चयन राष्ट्रीय ग्रामीण स्वास्थ्य मिशन के अन्तर्गत किया जाता है। जिसके मुख्य कार्य है–

- गर्भवती महिलाओं को संस्थागत प्रसव कराने के लिए प्रोत्साहित करना।

- ग्रामीण महिलाओं को गर्भनिरोध की जानकारी देना एवं गर्भनिरोधक तरीके अपनाने के लिए प्रोत्साहित करना।
- बच्चों को प्रत्येक निर्धारित समय पर टीकाकरण के लिए लेकर अस्पताल आना।
- छोटी–मोटी बिमारीयों एवं चोटों की प्राथमिक चिकित्सा करने में निपुण होना तथा जरूरत पड़नें पर इसे करना।
- ग्राम के सभी अनिवार्य आँकड़े रखना या इनको ठीक प्रकार से रिकार्ड करने में अपने सुपरवाइजर की सहायता करना।
- ग्राम एवं उसके आस–पास स्वच्छता (sanitation) का ध्यान रखना तथा गाँव वालों की सहायता से पर्यावरण जल एवं आस–पास के स्थानों पर भी स्वच्छता रखना।

प्रश्न **जिला जनस्वास्थ्य परिचारिका के कोई भी तीन कार्यों का वर्णन कीजिए।**
(Write about any three function of District public health nurse in details)

उत्तर जिला जनस्वास्थ्य परिचारिका (District public health nurse) के तीन कार्यों का वर्णन इस प्रकार है–

- आँकलन (Assessment) एवं अनुश्रवण या मॉनीटरिंग (Monitoring)
  - आँकलन करना जिला जनस्वास्थ्य परिचारिका का मुख्य कार्य होता है। वह अपने जिले में होने वाले स्वास्थ्य एवं स्वास्थ्य संबंधित गतिविधियों का आँकलन करती है।
  - इस आँकलन के अनुसार वह जिले में प्रस्तुत राग, उनसे निपटने के लिए प्रस्तुत संसाधन का आँकलन करती है ताकि समय रहते सभी को स्वास्थ्य सेवाएँ मिल सकें।
  - इसके अलावा वह टीकाकरण के सत्र, गर्भावस्था के परिणाम एवं शिशु के उत्तरजीवन (survival), माँ को गर्भावस्था, प्रसव एवं पश्चात में मिलने वाली स्वास्थ्य सुविधाओं को मॉनीटर (monitor) करती है।
- मातृ एवं शिशु स्वास्थ्य सेवाओं को संचालित करना
  - गर्भावस्था के दौरान गर्भवती स्त्री का रजिस्ट्रेशन करना एवं उसकी गर्भावस्था की मानिटरिंग को सुनिश्चित करना।
  - संस्थागत प्रसूति सेवाओं को सुधारना तथा समय–समय पर वहाँ के स्टाफ को प्रशिक्षण देना।
  - अप्रशिक्षित दाइयों को प्रशिक्षण देना एवं उनके कार्य शैली पर ध्यान देना एवं उसकी मॉनीटरिंग (monitoring) करना।
  - शिशु सम्बन्धी सेवाओं को देखना तथा सुनिश्चित करना कि प्रत्येक शिशु को ये सुविधाएँ प्राप्त हों जैसे टीकाकरण, अण्डर फाइव क्लीनिक (Under Five Clinic) आदि।

- कर्मचारियों के प्रति उत्तरदायित्व
    - ANM की कार्य प्रणाली का निरीक्षण करना एवं उनके कार्य की समय–समय पर समीक्षा करना।
    - 15 पॉइंट प्रोग्राम (15 Point Programme) के लागू होने की प्रक्रिया को मॉनीटर करना।
    - ANM/हेल्थ विजिटर द्वारा सुचारू रूप से रिकॉर्ड एवं रिपोर्ट को पूरा कराना तथा समय–समय पर सभी रिकॉर्ड एवं रिपोर्ट को जाँचना।
    - स्वास्थ्य अधिकारी, ANM, हेल्थ विजिटर एवं अन्य कर्मचारियों के बीच ताल–मेल बिठाना।
    - समय–समय पर वयस्क शिक्षा (continuing education) को संचालित कराना।
    - प्राथमिक स्वास्थ्य केन्द्र का सालाना निरीक्षण करना।
    - अनुशासनात्मक कार्यवाही करना।
    - जिले में रोगी सेवा का स्तर बढ़ाना।

प्रश्न जन्म एवं शिशु स्वास्थ्य की परिभाषा लिखिए। आर. सी. एच. कार्यक्रम के अन्तर्गत कौन–कौन से अंग है।

(Define RCH What are the different components of RCH programme).

उत्तर जन्म एवं शिशु स्वास्थ्य परिभाषा (Definition of RCH by WHO)

स्त्री एवं पुरूष अपने यौन–जीवन से सुखी, संतुष्ट एवं उसके प्रति जिम्मेदार हों तथा उनमें प्रजनन की क्षमता हो तथा प्रजनन कब और कितने अंतराल पर करना है, यह निर्धारित करने की स्वतंत्रता हो। तथा स्त्री एवं पुरूष को प्रभावकारी (effective), वहन करने योग्य (affordable), सुरक्षित तथा स्वीकार्य परिवार नियोजन के तरीकों के बारे में सूचित किया जाएँ तथा उपलब्ध कराया जाए। समय पर स्त्री को उचित स्वास्थ्य सेवाएँ प्रदान की जाएँ ताकि स्त्री सुरक्षित गर्भावस्था एवं प्रसव से होकर एक स्वास्थ्य शिशु को जन्म दें।

आर. सी. एच. के अंग (RCH के component)

इसके 4 महत्वपूर्ण अंग हैं।

1. अनचाहे गर्भ की रोकथाम एवं प्रबंधन
2. मातृ स्वास्थ्य सेवाएँ जिसमें गर्भावस्था, प्रसव एवं प्रसव पश्चात सेवाएँ सम्मिलित हैं।
3. नवजात शिशु एवं इन्फेंट (Infant) के लिए चाइल्ड सर्वाइवल सेवाएँ (Child survival services)
4. जननांग संक्रमित रोग (Reproductive tract infection) तथा यौन रोग (STDs) का प्रबन्धन।

अन्य अंग (Other component)

- जनसंख्या नियन्त्रण
- मातृत्व स्वास्थ्य सेवाएँ
- शिशु स्वास्थ्य सेवाएँ
- किशोर स्वास्थ्य सेवाएँ
- STD एवं RTI का कंट्रोल एवं प्रबंधन
- गाहरी स्वास्थ्य
- ग्रामीण स्वास्थ्य
- जनजातीय स्वास्थ्य (Tribal health)

प्रश्न **राष्ट्रीय एड्स नियंत्रण कार्यक्रम के उद्देश्य क्या–क्या है?**
(What are the aims of National AIDS Control Programme)

उत्तर राष्ट्रीय एड्स नियंत्रण कार्यक्रम के उद्देश्य –
(Aims of National AIDS Control Programme)

- जानकारी फैलाने के कार्य को बदलकर व्यवहार परिवर्तन पर ध्यान देना, जो कि उन समूहों में हस्तक्षेप करने से होगा जो इस बीमारी के संपर्क में आने एवं फैलाने के अधिक जोखिम (High risk) पर है।
- स्वास्थ्य सेवा वितरण को राज्य एवं नगरपालिका में विकेंद्रीत (decentralize) कर देना। राष्ट्रीय एड्स नियंत्रण कार्यक्रम को अधिक लचीला, साक्ष्य आधारित (evidenced based), योगदान का अवसर प्रदान करने वाला (participatory) एवं स्थानीय कार्यक्रम की व्यवस्था पर आधारित बनाना।
- स्वैच्छिक काउंसिलिंग एवं परीक्षण के लिए प्रोत्साहित कर तथा अनिवार्य परीक्षण को रोककर, मानव अधिकारों की रक्षा करना।
- स्वस्थ्य एवं साक्ष्य आधारित सालाना समीक्षा एवं ऑपरेशनल रीसर्च (operational research) को सहयोग करना।
- प्रबंधन में सुधार एवं औषधि तथा उपकरण उपलब्ध करने के तरीकों में बदलाव लाना।

प्रश्न **जनसांख्यिकी की परिभाषा लिखिए। पाँच जनसांख्यिकी प्रक्रिया के नाम लिखिए।**
(Define demography. Name five demographic processes.)

उत्तर जनसांख्यिकी (Demography) की परिभाषा–
जनसांख्यिकी एक वैज्ञानिक अध्ययन (Scientific study) है, जिसमें मानव जनसंख्या के बारे में अध्यन किया जाता है।
इसके अन्तर्गत मुख्यतः तीन मानवीय तथ्यों (Phenomena) पर ध्यान दिया जाता है–

- जनसंख्या के आकार में बदलाव
- जनसंख्या की बनावट एवं
- स्पेस/जगह (space) के आधार पर जनसंख्या का वितरण

पाँच जनसांख्यिकी प्रक्रियाएँ (Five demographic processes)

1. फर्टिलिटी या जनन क्षमता (Fertility)
2. मृत्यु दर (Mortality rate)
3. प्रवास (Migration)—इसमें पुनः दो प्रकार हैं—
   - उत्प्रवास (Emigration)
   - अप्रवास (Immigration)
4. जन्म दर (Birth rate)
5. शहरीकरण (Urbanization)

प्रश्न स्वैच्छिक स्वास्थ्य एजेंसियों के कार्य। (Function of voluntary health agencies.)

उत्तर स्वैच्छिक स्वास्थ्य एजेंसियों के कार्य (Function of voluntary health agencies)

- इसका मुख्य कार्य है सरकारी एजेंसियों के कार्य को पूरा करने में उनकी सहायता करना है।
- यह सार्वजनिक स्वास्थ्य तंत्र (public health sector) को सहायता एवं मजबूती प्रदान करती हैं।
- यह एक पथदर्शक के रूप में कार्य करती हैं।
- यह शिक्षण (education), प्रदर्शन (presentation), प्रचार (advertisement) एवं सामुदायिक स्वास्थ्य के क्षेत्र में अनेक योजनाओं तथा कार्यक्रमों के संचालन में मुख्य भूमिका निभाती हैं।
- यह एजेंसियाँ जनसंख्या के एक बड़े भाग तक स्वास्थ्य एवं सहायता सेवाएँ उपलब्ध कराती हैं।
- यह सरकारी एजेंसियों के कार्य का नियंत्रण करती हैं।
- यह स्वास्थ्य संबंधी कानून बनाने में अग्रसर रहती है।
- कुछ स्वैच्छिक संस्थानों के नाम हैं— Indian Red Cross, UNICEF etc.

प्रश्न स्वास्थ्य देखभाल के स्तर। (Level of health care.)

उत्तर स्वास्थ्य देखभाल को मुख्यतः तीन स्तर पर विभाजित किया जाता है। यह स्तर इस प्रकार है—

1. **प्राथमिक स्वास्थ्य देखभाल स्तर (Primary health care level.)**
   - इस स्तर पर व्यक्ति का स्वास्थ्य सेवा तंत्र (health care system) से सम्पर्क होता है।
   - इस स्तर पर व्यक्ति को आवश्यक (essential) स्वास्थ्य देखभाल उपलब्ध करायी जाती है।
   - बहुतायत प्रचलित (prevailing) या सामान्य (common) समस्याओं एवं शिकायतों को इसी स्तर पर निपटाया जा सकता है।
   - यह स्तर व्यक्ति की पहुँच का सबसे नजदीकी स्तर होता है।

- द्वितीयक स्वास्थ्य देखभाल स्तर (Secondary health care level)
    - इस स्तर पर अधिक जटिल समस्याओं का उपचार किया जाता है।
    - यह सेवाएँ जिला एवं सामुदायिक स्वास्थ्य केन्द्रों पर उपलब्ध होती है।
    - यह स्वास्थ्य सेवाओं का पहला रेफरल स्तर होता है।
- तृतीय स्वास्थ्य देखभाल स्तर (Tertiary health care level)
    - इस स्तर पर अति विशिष्ट (Super specialty) देखभाल की सेवाएँ दी जाती है।
    - यह संस्थान न सिर्फ उच्च स्तर की विशिष्ट देखभाल प्रदान करता है बल्कि योजना बनाने, प्रबंधन के गुणों को सिखाने एवं स्टाफ को शिक्षण प्रदान करने का भी कार्य करते है।
    - यह प्रथम स्तर के कार्यों का सहयोग एवं सहायता भी करते है।

प्रश्न **एस.टी.डी. नियंत्रण में नर्स की भूमिका। (Nurses Role in STD Control)**

उत्तर एस.टी.डी. नियंत्रण में नर्स की भूमिका

- योजना निर्माण (Planning)
    - एस टी डी को रोकने के लिए पहले नर्स समस्याओं (problems) एवं प्राथमिकताओं (priorities) का निर्धारण करती है। तथा प्रभावित जनसंख्या, उच्च जोखिम जनसंख्या (high risk population) एवं उपलब्ध संसाधनों के आधार पर योजना बनाती है।
- रोग का पता लगाना (Detection of Disease)
    - वह उच्च जोखिम लोगों (High risk People) की जाँच (screening) कर उनका निदान करती है।
    - गर्भवती महिलाओं एवं रक्तदाताओं में भी यौन रोगों का पता लगाने हेतु उपयुक्त जाँच करती है।
- सम्पर्क के बारे में जानकारी एकत्रित करना (Finding the Contact)
    - इसका कार्य है रोगी एवं उसके सम्पर्क में आने वाले लोगों का पता लगाना तथा यौन रागों से रोकथाम के तरीकों को अपनाने के बारे में शिक्षा देना एवं प्रोत्साहित करना।
- उपचार एवं नियंत्रण (Treatment and Control)
    - रोगी का पता लगा कर उसके रोग एवं लक्षणों का इलाज करना। उन्हें उपचार को जारी रखने के लिए प्रोत्साहित करना। रोगी को सही खुराक, पूर्ण उपचार एवं उपचार का पालन कराना तथा उपचार के प्रति उसमें उत्साह एवं प्रोत्साहन बनाएँ रख कर, एक नर्स एस.टी.डी. के नियंत्रण में अहम भूमिका निभा सकती है।
- सामाजिक समस्याओं में हस्तक्षेप (Intervention for Social Problem)
    - ऐसे सामाजिक कारक जो प्रत्यक्ष एवं अप्रत्यक्ष रूप से एस टी डी को जन्म एवं बढ़ावा देते हैं, उन्हें रोकना। जैसे वेश्याओं का पुनर्वास, विवाह

परामर्श सेवाएँ उपलब्ध कराना, उच्च नैतिक एवं सांस्कृतिक मूल्यों का विकास करना आदि नर्स कर सकती है तथा यह एस. टी. डी. की रोकथाम में सहायक हो सकते है।

- स्वास्थ्य शिक्षा (Health Education)
  - रोग निरोधक जानकारी देना, रोगों के संचार पर, नियंत्रण के उपायों पर, शिक्षा प्रदान कर नर्स एस टी डी के नियंत्रण को बढ़ा सकती है। लोगों को व्यक्तिगत बचाव एवं उपाय के बारे में भी शिक्षित कर सकती है।
- मॉनीटरिंग एवं मूल्यांकन (Monitoring and evaluation)
  - नर्स का कार्य है यौन संचारी रोगों पर प्रभावी नियंत्रण तथा उपयुक्त रणनीति के निर्माण हेतु लगातार निगरानी एवं रोग निरोधक प्रयासों का समय–समय पर मूल्यांकन करना।

प्रश्न प्राथमिक स्वास्थ्य देखभाल के तत्व। (Elements of Primary Health Care)

उत्तर प्राथमिक स्वास्थ्य देखभाल (Primary Health Care) के 8 प्रमुख घटक (Elements) हैं–

1. स्वास्थ्य शिक्षा (Health Education)–प्रचलित स्वास्थ्य समस्याओं, उनकी रोकथाम तथा नियंत्रण विधियों के बारे में जनता को शिक्षा देना।
2. पोषण (Nutrition)–खाद्य आपूर्ति या उपयुक्त पोषण को प्रोत्साहन देना।
3. जल एवं स्वच्छता (Water and sanitation)–सुरक्षित जल की आपूर्ति तथा आधारभूत स्वच्छता का ध्यान रखना।
4. मातृ एवं शिशु स्वास्थ्य (Maternal and child health)–मातृ एवं शिशु स्वास्थ्य की देखभाल के अतिरिक्त इस घटक में परिवार सेवाएँ भी शामिल है।
5. टीकाकरण (Immunization)–प्रमुख संक्रमण रोगों से सुरक्षा प्रदान करना।
6. स्थानिक रोगों से बचाव (Prevention of Endemic Disease)–स्थानिक रोगों पर नियंत्रण एवं बचाव के उपाय करना।
7. उपचार (Treatment)–सामान्य रोगों तथा चोटों का उपचार करना।
8. औषधि उपलब्धता (Drug availability)–आवश्यक औषधियों की सुगम उपलब्धि सुनिश्चित करना।

प्रश्न होम विजिट के सिद्धांत। (Principles of home visit)

उत्तर होम विजिट या गृह मुलाकात (home visit) के सिद्धांत निम्नलिखित हैं:

- होम विजिट का संचालन योजनाबद्ध) (planned) तरीके से होना चाहिए।
- होम विजिट उद्देश्यपूर्ण (purposeful) होनी चाहिए, बिना उद्देश्य के यह फलदायी नहीं होती है।
- होम विजिट के समय एवं अंतरालों (interval) में नियमितता (regularity) होनी आवश्यक है, जिससे कि चयनित इकाई अथवा परिवार को अधिकतम सहयोग प्राप्त हो सके।

- होम विजिट को परिवार एवं हालात के अनुसार लचीला (flexible) रखना चाहिए।
- होम विजिट स्वैच्छिक (voluntary) एवं परिवार के सदस्यों के लिए सुविधाजनक (convenient) होनी चाहिए।
- होम विजिट से नर्स एवं परिवार के बीच अच्छे सम्बन्धों की स्थापना होनी चाहिए। होम विजिट के समय स्थापित संबंध विकासशील प्रवृति (Developing Nature) के होने चाहि,।
- होम विजिट परिवार में व्याप्त भ्रामक मान्यताओं (misconception) एवं अन्धविश्वासों (superstition) को निर्मूल करने वाली तथा विज्ञान आधारित (scientific based) एवं नवीनतम तकनीक (new technique) पर आधारित होनी चाहिए।
- होम विजिट शिक्षाप्रद (educative) होनी चाहिए, जिससे स्वाथ्य संबंधी शिक्षा प्रदान की जा सके।
- प्रत्येक होम विजिट का समय–समय पर मूल्यांकन (evaluation) करते रहना आवश्यक होता है।
- होम विजिट को हमेशा रिकॉर्ड (record) करना चाहिए।

प्रश्न UNICEF के तीन कार्य लिखिए। **(Write about three function of UNICEF)**

उत्तर UNICEF के तीन कार्य–

1. **शिशु स्वास्थ्य (Child Health)**

   यह शिशु स्वास्थ्य की देखभाल संबंधित कार्य करता है। इसका मुख्य कार्य टीकाकरण है, ताकि बच्चों में बीमारी दर (Morbidity Rate) एवं मृत्यु दर (Mortality Rate) को घटाया जा सके। इसके अलावा शिशु स्वास्थ्य को बढ़ावा देने के अन्य कार्य करता हैं

   - परिवार नियोजन (Family Planning)
   - स्वच्छ पानी (Safe Water)
   - उचित साफ–सफाई (Adequate sanitation)

2. **शिशु पोषण (Child Nutrition)**

   UNICEF बच्चों के पोषण स्तर को सुधारने में मुख्य भूमिका निभाता है। यह इस कार्य के अंतर्गत UNICEF देशों को पोषण के कार्यक्रम बनाने एवं नियोजन कराने का कार्य करता है। कुछ मुख्य कार्य इस प्रकार है–

   - विभिन्न देशों को आधुनिक तकनीक प्रदान करना, जो पोषण संबंधी कार्य में सहायक हो जैसे दुग्ध डेरी (Milk Dairy)।
   - पोषण के साथ–साथ पूरक (supplement) प्रदान करना।
   - राष्ट्रीय पोषण कार्यक्रम एवं नीतियों को बढ़ावा देना।

3. **परिवार एवं शिशु कल्याण (Family and Child Welfare)**

   इसका उद्देश्य है घर में एवं घर के बाहर शिशु की देखभाल को बेहतर करना। इसके लिए निम्न विधियों का प्रयोग किया जा सकता है—

   – अभिभावक शिक्षा (Parent Education)
   – डे–केयर सेंटर (Day Care Centre)
   – शिशु कल्याण एजेंसी (Child Welfare Agency)

4. **शिक्षा (Education)**

   यह शिशु स्वास्थ्य संबंधी स्वास्थ्य शिक्षा एवं प्रशिक्षण के तरीकों पर बल देता है। यह बच्चों को उनके वातावरण एवं भविष्य जीवन के अनुसार शिक्षा देने के लिए प्रभावित करता है। यह GOBI कार्यक्रम का आयोजन कर रहा है जिसका कार्य है—

   – G-(Growth) बच्चों की वृद्धि को Growth chart पर मॉनीटर करना।
   – O-(Oral Rehydration Therapy) – बच्चे के कम या अधिक dehydration का ORT द्वारा उपचार करना।
   – B-(Breastfeeding)–स्तनपान को प्रोत्साहित करना।
   – I-(Immunization)– 6 जानलेवा रोगों से बचाव के लिए टीकाकरण आवश्यक रूप से देना।

प्रश्न शिशु मृत्यु दर को परिभाषित कीजिए। [(Define Infant Mortality rate (IMR)]

उत्तर शिशु मृत्यु दर (Infant Mortality Rate) की परिभाषा–

शिशु मृत्यु दर (IMR) वह अनुपात है, जो एक वर्ष से कम आयु के शिशु की मृत्यु तथा उस वर्ष पैदा हुए कुल शिशुओं के बीच निकाला जाता है एवं इसे प्रति 1000 जीवित जन्म की दर पर अभिव्यक्त किया जाता है।

$$\text{शिशु मृत्यु दर Infant Mortality Rate (IMR)} = \frac{\text{किसी वर्ष में एक साल से कम आयु के बच्चे की मृत्यु (Number of Deaths of Children 1 year of age in a year)}}{\text{उसी वर्ष जन्में शिशुओं की संख्या (Number of live births in the same year)}} \times 1000$$

IMR का महत्व (Importance of IMR)

- इस उम्र में होने वाली मृत्यु की संख्या अधिक होती है, जिसे एक वर्ग में विभाजित किया जा सकता है।
- यह मृत्यु किसी विशेष कारण या रोग से होती है, जो वयस्क (adult) वर्ग को बहुत कम प्रभावित करती है।
- इसे विशिष्ट (Specific) स्वास्थ्य कार्यक्रमों द्वारा सरलता एवं शीघ्रता से प्रभावित किया जा सकता है।
- यह किसी राष्ट्र के सामाजिक एवं आर्थिक विकास को दर्शाती है।

IMR को कम करने के उपाय (Measures to Reduce IMR)

- प्रसव देखभाल में सुधार (Improvement in Obstetrical Care)
- जीवन की गुणवत्ता में सुधार (Improvement in Quality of Life)
- परिवार नियोजन (Family Planning) एवं जन्म दर में अंतर (Birth Spacing)
- पोषण में सुधार लाना तथा स्तनपान को बढ़ावा देना (Improvement in Nutrition and Promotion of Breastfeeding)
- संक्रामक रोगों की उचित रोकथाम करना (Better Prevention of Communicable Disease)
- औषधि के उपयोग में सुधार एवं नियंत्रण लाना (Improvement and Control of Drug Usage)

प्रश्न **सामुदायिक विकास की परिभाषा लिखें। (Define Community Development)**

उत्तर सामुदायिक विकास की परिभाषा (Definition of Community Development) सामुदायिक विकास नगर कार्यकर्ताओं द्वारा किए जाने वाले अभ्यास (practice) को कहते हैं, जिसमें नागरिक एवं पेशेवर (professional) भाग लेकर, समाज को मजबूत एवं प्रतिरोध क्षमतापूर्ण (resilient) बनाने का कार्य करते है। सामुदायिक विकास लोगों एवं समुदाय को कुछ खास योग्यता प्रदान कर उन्हें समर्थ बनाता है, ताकि वह अपने समुदाय में बदलाव ला सकें।

सामुदायिक विकास के उद्देश्य (Objectives of Community Development)

- यह लोगों के कल्याण (People Welfare) के सिद्धांत पर आधारित है। इसका मुख्य उद्देश्य लोगों को आपसी सहयोग द्वारा अपने जीवन को बेहतर बनाना है।
- सामाजिक, सांस्कृतिक एवं आर्थिक हालातों का विकास करना।
- उद्योग, कृषि आदि के क्षेत्र में बहुमुखी विकास लाना।
- सामुदायिक जीवन की भावना को प्रोत्साहित करना।
- आत्मनिर्भरता एवं आत्मसम्मान की भावना को विकसित करना।
- राष्ट्रवाद की भावना को बढ़ावा देना।

प्रश्न **बहुउद्देशीय कार्यकर्ता के उपकेन्द्र पर छः कार्य लिखिए।**
(Six Function of Multi Purpose Worker at Sub-centre.)

उत्तर उपकेन्द्र पर कार्यरत बहुउद्देशीय कार्यकर्ता (Multi Purpose Worker) के कार्यः—

1. **मातृत्व एवं शिशु स्वास्थ्य सेवाओं में भाग लेना—** जिसके अंतर्गत वह निम्नलिखित कार्य करती है—
   - गर्भवती महिला को प्रसव (obstetrical) देखभाल प्रदान करना।
   - असामान्य गर्भावस्था (abnormal pregnancy) एवं जटिल गर्भावस्था (complicated pregnancy) केस को रेफर करना।

- Delivery कराना।
- बच्चे की वृद्धि एवं विकास को मॉनीटर करना एवं उसका ऑकलन (assessment) करना।
- माता को बेहतर पारिवारिक स्वास्थ्य संबंधी शिक्षा देना, जिसमें परिवार नियोजन (Family Planning), पोषण (nutrition), टीककरण (immunization), संक्रामक रोगों की रोकथाम तथा स्वच्छता (sanitation) आदि सम्मिलित है।

2. परिवार नियोजन (Family Planning)

- वह योग्य जोड़ो (Eligible Couple) का रिकॉर्ड रखती है।
- वह परिवार नियोजन संबंधित शिक्षा एवं प्रचार कार्य में भाग लेती है।
- लोगों को परिवार नियोजन की विधि के बारे में बताना तथा उन्हें परिवार नियोजन संबंधित संसाधन उपलब्ध कराना।
- गाँव के प्रभावी लोगों, आशा एवं दाई की सहायता से परिवार कल्याण कार्यक्रम के उपयोग को बढ़ावा देना।
- स्थानीय महिला नेताओं को पहचान कर उन्हें स्वास्थ्य सहायक (Health assistant) द्वारा प्रशिक्षित कराना।

3. गर्भपात (Medical Termination of Pregnancy-MTP)

- गर्भपात की आवश्यकता वाली महिलाओं का पता लगाना एवं उन्हें उचित MTP के लिए रेफर करना।
- लोगों को Septic गर्भपात के दुष्प्रभाव समझाना।
- लोगों को गर्भपात के लिए उपलब्ध सेवाओं के बारे में अवगत कराना।

4. पोषण (Nutrition)

- कुपोषण (malnutrition) से ग्रस्त बच्चों की पहचान करना तथा उन्हें उपचार के लिए प्राथमिक स्वास्थ्य केन्द्र (PHC) रेफर करना।
- गर्भवती महिलाओं को Iron एवं Folic acid की गोलियाँ नियमित रूप से देना।
- निर्देशानुसार बच्चों को विटामिन A (Vitamin A) देना।
- समुदाय को पोषण एवं पोषण के महत्व के बारे में समझाना।

5. व्यापक टीकाकरण (Universal Immunization Programme-UIP)

- गर्भवती महिलाओं को TT का टीका लगाना।
- बच्चों को व्यापक टीकाकरण अभियान के निर्देशानुसार टीका लगाना।

6. दाई को प्रशिक्षण देना (Training Dais)

- क्षेत्र की दाई के नाम की सूची बनाना तथा परिवार कल्याण में उनकी सहभागिता (participation) प्राप्त करना।
- स्वास्थ्य कार्यकर्ता (Health Assistant) द्वारा दाई का प्रशिक्षण कराना।

अन्य कार्य हैं:–

- संक्रामक रोगों की रोकथाम करना तथा तुरंत अधिसूचना (Notification) करना।
- आवश्यक ऑकड़ो (Vital statistics) का एकत्रीकरण करना।
- स्वास्थ्य संबंधित सभी प्रकार के रिकार्ड एवं रिपोर्ट बनाना एवं उनकी देखभाल करना।
- मामूली रोगों (minor ailments) का प्राथमिक उपचार करना।
- स्वास्थ्य दल के सदस्य के रूप में सौंपे गए कार्यों को पूरा करना।
- सूचना, शिक्षा एवं संचार (Information, Education and Communication) के कार्यक्रमों के अंतर्गत लोगों में जागरूकता बढ़ाना।

प्रश्न   पुरूष नसबंदी के बाद व्यक्ति को दिये जाने वाले 6 सुझाव लिखिए।
(Write 6 advices given to the person after Vasectomy.)

उत्तर   पुरूष नसबंदी के बाद दिए जाने वाले सुझाव (Advices given after Vasectomy)

- रोगी को शिक्षित करना होता है, कि वह नसबंदी के तुरंत बाद निर्जीवाणुक (sterile) नहीं होगा। कम से कम 30 स्खलन (ejaculation) के बाद किए seminal परीक्षण के बाद ही इसकी पुष्टि होती है।
- जब तक aspermia (Sperm रहित Semen) नहीं होता गर्भनिरोधक का उपयोग करें।
- नसबंदी के 24 घंटे के बाद तक न नहाएँ।
- नसबंदी के घाव या स्थान को साफ एवं सूखा रखने के लिए T-bandage या लंगोट (scrotal support) का 15 दिन तक उपयोग करें।
- 15 दिन तक साइकिल न चलाना एवं भारी वजन नहीं उठाना, किंतु पूर्ण आराम (complete bed rest) अनिवार्य नहीं है।
- नसबंदी के पाँच दिन बाद टाँके निकलवाना।

प्रश्न   प्राथमिक स्वास्थ्य केन्द्र पर स्वास्थ्य टीम की संरचना के बारे में लिखें।
(Write the Composition of health team at primary health centre level.)

उत्तर प्राथमिक स्वास्थ्य केन्द्र पर स्वास्थ्य टीम की संरचना–

कर्मचारी (Staff)	प्रस्तावित संख्या (No)	मौजूदा संख्या
• मेडिकल अफसर (Medical officer)	01	01
• AYUSH चिकित्सक (Practitioner)	01	Nil
• लेखा जोखा प्रबंधक (Account manager)	01	Nil
• फार्मसिस्ट (Pharmacist)	02	01
• नर्स–मिडवाइफ (Nurse Midwife)	05	01
• स्वास्थ्य कार्यकर्ता (स्त्री) (Health worker-female)	01	01

कर्मचारी *(Staff)*	प्रस्तावित संख्या *(No)*	मौजूदा संख्या
• स्वास्थ्य शिक्षंक (Health educator)	01	01
• स्वास्थ्य सहायक (स्त्री एवं पुरूष) (Health assistance – male and female)	02	02
• क्लर्क (Clerk)	02	01
• लैब टेक्नीशियन (Lab technician)	02	01
• चालक (Driver)	01	01
• चतुर्थ श्रेणी (Class–IV)	04	04
	Total = 24 or 25	Total = 15

प्रश्न परिवार नियोजन। **(Family Planning)**

उत्तर परिवार नियोजन (Family Planning)

WHO द्वारा दी परिभाषा–

यह स्वैच्छा (Voluntarily) से अपनायी गई विचारधारा एवं जीवनशैली है, जो किसी दम्पति के ज्ञानपूर्ण रवैये (Attitude) एवं जिम्मेदारीपूर्ण फैसले (Responsible decision) पर निर्भर करती है, जिसके द्वारा परिवार के स्वास्थ्य एवं कल्याण को बढ़ावा दिया जा सके और देश के सामाजिक विकास पर प्रभाव पड़े।

परिवार नियोजन के उद्देश्य (Objective of Family Planning)

- अनचाहे गर्भ को रोकना (Avoid unwanted pregnancy)
- चाहे गर्भ को जन्म देना (Bring about wanted birth)
- गर्भावस्था के बीच के अंतरालों को नियंत्रित करना (Regulate the interval between pregnancies)
- बच्चे के जन्म का समय उस के माता पिता की आयु को अनुसार नियंत्रित करना (Control the time of birth/pregnancy in the relation to the ages of parents)
- परिवार में बच्चों की संख्या निर्धारित करना। (Determine the number of children in the family)

परिवार नियोजन का विस्तार (Scope of Family Planning)

- बच्चों में उचित अंतर एवं जन्म दर पर नियंत्रण।
- निर्जीवाणुकता (Sterility) पर सुझाव।
- अभिभावक संबंधी शिक्षा। (Parenthood education)
- यौन शिक्षा। (Sex education)
- जननांग तंत्र (Reproductive system) से संबंधित रोगों की स्क्रीनिंग (Screening)।
- वंशानुगत कॉउसलिंग। (Genetic counseling)
- शादी से पूर्व परामर्श एवं परीक्षण। (Pre-marital consultation and examination)
- गर्भावस्थ की जाँच करना। (Conducting pregnancy test)

- वैवाहिक काउँसलिंग। (Marriage Counseling)
- पहले बच्चे के जन्म के लिए दंपति को तैयार करना। (Preparation of parents to welcome their first child)
- अविवाहित माताओं को सेवाएँ प्रदान करना। (Providing services to unmarried mother)
- गोद लेने की सेवाएँ प्रदान करना। (Providing adoption services)

प्रश्न   अनुप्रासन। (Weaning)

उत्तर   अनुप्रासन (Weaning)

- इसे स्तन त्याग भी कहते है।
- जब शिशु 6 महीने की आयु में पहुँचने लगता है तो उसके लिए माँ का दूध ही पर्याप्त नहीं होता।
- इस आयु में शिशु को उपयुक्त खाद्य पदार्थ, जिसमें प्रोटीन की अधिक मात्रा हो, दिये जाते है।
- पर बच्चे का अनुप्रासन करते समय उसे स्तनपान देना एकाएक बंद नहीं करते है।
- स्तनपान करते हुए चौथे या पाँचवे महीने से बच्चे की Weaning शुरू कर देनी चाहिए।
- ऐसा करने से शिशु धीरे–धीरे 10-11 माह की आयु में पहुँचने तक स्तन त्याग करता है।

Weaning Food या अनुप्रासन आहार

- **प्रथम आहार (First food)**
  - यह शिशु को दिया जाने वाला पहला आहार होता है।
  - इस आहार में जानवर (गाय) का दूध, दाल का पानी, दलिया, कंजी आदि दिया जाता है।

- **अतिरिक्त प्रोटीन आहार (Extra protein food)**
  - यह आयु शिशु के वृद्धि एवं विकास की आयु होती है तथा इसमें शिशु को अतिरिक्त प्रोटीन की आवश्यकता होती है।
  - इसमें प्रोटीन की आपूर्ति के लिए निम्नलिखित आहार दिए जाते है–
    - दाल
    - दलिया
    - उबले अंडे
    - दूध आदि।

- **सुरक्षात्मक आहार (Protective food)**
  - शिशु को आहार देते समय सुरक्षा का ध्यान रखना चाहिए।
  - उसे ठोस या टुकड़े में खाना नहीं देना चाहिए, इसके गले में अटकने की संभावना रहती है।
  - हमेशा मसलकर, पीसकर, गलाकर मुलायम खाना ही बच्चे को दें।

अनुप्रासन में सावधानियाँ (Precaution of Weaning)

- पहला आहार कम मात्रा में दें तथा धीरे–धीरे मात्रा बढ़ाएँ।
- एक साथ कई प्रकार के खाद्य पदार्थ शुरू न करें। इन्हें एक–एक करके दें तथा कुछ समय के अंतराल पर देना शुरू करें।
- ठोस या टुकड़े में खाद्य पदार्थ न दें।
- आहार को साफ सुथरे तरीके से बनाएँ।
- हाथ की सफाई पर विशेष ध्यान दें।
- शिशु की पसंद–नापसंद का ध्यान रखें।
- आहार में विधितता (Variety) लाने का प्रयास करें।
- अत्यधिक गरम, ठंडा या मसालेदार आहार न दें।

प्रश्न राष्ट्रीय स्वास्थ्य नीति। (National Health Policy)

उत्तर राष्ट्रीय स्वास्थ्य नीति (National Health Policy)

'सबके लिए स्वास्थ्य (Health for all), के लक्ष्य को पाने के लिए भारत सरकार के स्वास्थ्य एवं परिवार कल्याण मंत्रालय ने सन् 1983 में राष्ट्रीय स्वास्थ्य नीति पास की।

उद्देश्य (Aims)

देश की सामान्य जनता द्वारा अच्छे स्वास्थ्य के स्वीकार्य मापदंडो (Acceptable standard) को हासिल करना।

Approach/component (प्रस्ताव या घटक)

- विकेन्द्रित जन स्वास्थ्य (Decentralized public health) तंत्र तक सबकी पहुँच बढ़ाना तथा तत्कालिक संस्थानों में नए ढ़ाँचे (New infrastructure) की स्थापना करना।
- देश के सामाजिक एवं भूगौलिक विस्तार के अनुसार समान स्वास्थ्य सेवाओं की सब तक पहुँच, को विशेष महत्व देना।
- प्राथमिक स्वास्थ्य स्तर पर रोकथाम (Preventive) एवं प्रथम श्रेणी के उपचार को प्राथमिकता देना।
- रोगों के दबाव (Disease burden) को बढ़ाने वाले रोगों पर अधिक ध्यान केन्द्रित करना जैसे Tuberculosis, Malaria, Blindness आदि।
- Allopathic प्रणाली के अंतर्गत दवाओं का उचित एवं तर्कपूर्ण प्रयोग करना।

प्रश्न विलेज हेल्थ गाईड। (Village health guide)

उत्तर विलेज हेल्थ गाईड (Village health guide)

2 अक्टूबर 1977 में Village health guide scheme को शुरू किया गया जिसका उद्देश्य था, अपने स्वास्थ्य संबंधी देखभाल में भागीदार बनाना।

मई 1986 में भारत सरकार के आदेश के बाद सभी Male village health worker को Female village health worker से बदल दिया गया।

Village health guide के चुनाव के दिशानिर्देश (Guideline for selection of Village health guide)

- वह किसी समुदाय के स्थानीय निवासी होने चाहिए।
- उन्हें पढ़ाना–लिखाना आना चाहिए तथा छठी कक्षा तक न्यूनतम शिक्षा होनी चाहिए।
- वह समुदाय के सभी वर्गों द्वारा स्वीकार्य होने चाहिए।
- प्रतिदिन उनके पास काम करने के लिए 2 से 3 घंटे का खाली समय होना चाहिए।

प्रशिक्षण (Training)

- Village health guide को समीप के Primary health centre या sub-centre पर 200 घंटे का प्रशिक्षण दिया जाता है, जो लगभग 3 महीने में पूरा किया जाता है।
- इस दौरान उन्हें 200 रूपये प्रतिमाह वृत्ति (Stipend) दिया जाता है।

Village health guide के कार्य (Functions)

- मामूली बीमारी (Minor ailments) का उपचार।
- प्राथमिक उपचार। (First aid)
- मातृत्व एवं शिशु देखभाल। (Mother and child health care)
- परिवार नियोजन। (Family planning)
- साफ–सफाई। (Sanitation)
- स्वास्थ्य शिक्षा। (Health education)

इन कार्यों को पूरा करने के लिए उसे प्रतिमाह 50 रूपया मानदेय (No hono-rarium) तथा 600 रूपये मूल्य की दवाएँ दी जाती है।

प्रश्न जेरॉटोलॉजिकल नर्सिंग। (Gerontological nursing)

उत्तर Gerontological nursing की परिभाषा–

यह नर्सिंग की वह विशेष (Specialized) शाखा है, जो वृद्ध एवं बढ़ती आयु के लोगों को मानसिक, शारीरिक एवं चिकित्सकीय सेवाएँ देने से संबंधित है।

Gerontological nursing के कार्य (Function)

- बढ़ती उम्र के व्यक्ति को वृद्धावस्था प्रक्रिया एवं उसमें होने वाले बदलाव के बारे में जानकारी देना।
- वृद्ध व्यक्तियों को रोग, संक्रमण एवं दुर्घटनाओं से सुरक्षा प्रदान करना।
- वृद्ध व्यक्तियों के लिए उपलब्ध सेवाओं का संचालन एवं अवलोकन करना।
- वृद्ध व्यक्तियों की सेवा कर रहे लोगों को वृद्धावस्था की प्रक्रिया के बारे में समझाना तथा उसके आधार पर दी जाने वाली देखभाल संबंधी शिक्षा प्रदान करना।
- वृद्ध व्यक्तियों को समय देना तथा उनकी बातों एवं समस्याओं को ध्यान से सुनना।

- वृद्ध व्यक्तियों के जीवन में गुणवत्ता (Quality) एवं क्रियाशीलता (Activity) बनाए रखने के नए तरीकों पर विचार या अनुसंधान करना।
- वृद्ध व्यक्तियों की धार्मिक, सामाजिक एवं सांस्कृतिक भावनाओं का सम्मान करना तथा उन्हें उनका अनुसरण करने देना।
- वृद्ध व्यक्तियों को उनकी वास्तविकता से अवगत कराना तथा स्वयं की देखभाल करने में उन्हें सक्षम बनाना।

Quick view revision
- **G** – Guide
- **E** – Eliminate
- **R** – Record
- **O** – Observe
- **N** – Notice
- **T** – Teach
- **O** – Operate
- **L** – Listen
- **O** – Offer
- **G** – Generate
- **I** – Innovate
- **C** – Care
- **A** – Advocate
- **L** – Look
- **N** – Nourish
- **U** – Understand
- **R** – Respect
- **S** – Support
- **E** – Encourage

प्रश्न एम. टी. पी. का वर्णन कीजिए।

(Describe MTP and list down the method of family planning)

उत्तर MTP (Medical Termination of Pregnancy–चिकित्सकीय गर्भपात) गैरकानूनी गर्भपात एवं कन्या भ्रूण हत्या को रोकने के लिए 1971 में भारत सरकार ने MTP Act बनाया तथा अप्रैल 1972 में इसे लागू किया।

इस Act के अंतर्गत निम्नलिखित घटक (Components) आते हैः–

- **MTP करने के निर्देश (Indication for MTP)**
  - माँ की जान बचाने के लिएः यदि माँ की गर्भावस्था माँ के लिए जानलेवा है तो गर्भपात किया जा सकता है जैसे हृदय रोग, मिर्गी आदि।
  - सामाजिक निर्देश (Social indication)ः इसमें निम्नलिखित शामिल हैं–
    - गरीब माँ का अनचाहा गर्भ
    - बलात्कार द्वारा गर्भित (Rape induced pregnancy)
    - गर्भनिरोधक की असफलता के कारण गर्भधारण (Pregnancy due to failure of contraception)

- सुजननिकी (Eugenic): जब गर्भ के बच्चे में कोई Chromosomal या शारीरिक एवं मानसिक विकार हो, जो जन्म के बाद उसके जीवन पर बहुत बुरा प्रभाव डालता है।

- **व्यक्ति जो MTP करने की योग्यता रखे (Person qualified to perform MTP)**
  - एक Registered medical practitioner जिसे Obstetrics and Gynecology में गर्भपात करने का अनुभव है, वो 12 हफ्ते तक गर्भ का गर्भपात कर सकता है।
  - यदि गर्भ 12 हफ्ते से ऊपर की है तो गर्भपात से पहले दो Registered medical practitioner की राय लेनी आवश्यक है।

- **MTP करने का स्थान (Place to conduct MTP)**
  - प्रत्येक MTP केवल हास्पिटल में ही सम्पन्न किया जाएगा, जिसकी स्थापना या देख–रेख सरकार द्वारा की जाती है या जिन्हें सरकार से MTP की अनुमति प्राप्त है।

- **अन्य विशेषताएँ (Other characteristics)**
  - यह माँ की लिखित अनुमति (Written consent) पर किया जा सकता है। पिता की अनुमति अनिवार्य नहीं हैं।
  - 18 वर्ष से कम आयु या मानसिक रोग से ग्रस्त महिला का MTP उसके अभिभावक की लिखित अनुमति के बिना नहीं किया जा सकता।
  - MTP को गोपनीय रखा जाता है तथा इसकी रिपोर्ट राज्य के Director of health services के पास जाती है।

प्रश्न आशा (ASHA)

उत्तर (Accredited Social Health Activist) (ASHA)

- राष्ट्रीय गामीण स्वास्थ्य मिशन (National Rural Health Mission) की स्थापना का महत्वपूर्ण अंग है ASHA.
- समुदाय के लोगों को, समुदाय में एवं समुदाय के लोगों द्वारा स्वास्थ्य सेवा प्रदान करने के उद्देश्य से आशा Cadre का निर्माण किया गया।

आशा का चयन (Selection of ASHA)

- आशा बनने के लिए महिला में निम्नलिखित विशेषताएँ होनी चाहिए—
  - वह गाँव की स्थायी निवासी होनी चाहिए।
  - वह विवाहित, विधवा या तलाकशुदा हो सकती है।
  - उसकी आयु 25–45 के बीच होनी चाहिए।
  - उसने आठवीं कक्षा तक औपचारिक शिक्षा प्राप्त की हो।
  - उसमें संचार एवं नेतृत्व की कुशलता हो।
- प्रत्येक 1000 जनसंख्या में एक आशा का चुनाव एवं नियुक्ति की जाती है।

प्रश्न पुनर्वासन। (Rehabilitation)

उत्तर पुनर्वासन (Rehabilitation)

परिभाषा (Definition)

यह चिकित्सकीय, सामाजिक, शैक्षणिक एवं व्यावसायिक उपायों का मिला जुला एवं सहयोगी उपयोग है, जिसके द्वारा व्यक्ति को प्रशिक्षण एवं अपनी पूर्ण क्रियाशील (Functional) क्षमता को बढ़ाने में सहयोग प्रदान किया जाता है।

उद्देश्य (Aim)

व्यक्ति के शरीर एवं दिमाग पर विकृत एवं विकलांगता (Disability and handicapped) के प्रभाव को कम करना तथा उसके समाज में एकीकरण (Social integration) में सहायता प्रदान करना।

पुर्नवासन के क्षेत्र (Scope of Rehabilitation)

- चिकित्सा पुर्नवासन (Medical Rehabilitation)–कार्यशीलता को पुनः स्थापित करना।
- व्यावसायिक पुर्नवासन (Vocational Rehabilitation)–जीविका अर्जित करने की क्षमता को स्थापित करना।
- सामाजिक पुर्नवासन (Social Rehabilitation)–पारिवारिक एवं सामाजिक संबंधों का विकास करना।
- मानसिक (Psychological Rehabilitation)–व्यक्तिगत गरिमा एवं विश्वास पुर्नस्थापित करना।

पुर्नवासन का उद्देश्य है अनउत्पादक व्यक्तियों (Unproductive person) को उत्पादक (Productive) व्यक्ति बनाना।

प्रश्न मातृत्व मृत्यु दर। (Maternal mortality rate, MMR)

उत्तर मातृत्व मृत्यु दर (MMR)

WHO परिभाषा (Definition)—

यदि माँ की मृत्यु गर्भावस्था या गर्भावस्था के समापन के 42 दिन के अंदर, अवधि एवं स्थान को विचार किए बिना, गर्भावस्था के किसी कारणवश या उसके प्रबंधन द्वारा होती है, लेकिन दुर्घटनावश नहीं तो उसे मातृ मृत्यु दर कहते है। (The death of a women while pregnant or within 42 days of termination of pregnancy, from any cause of related to or aggravated by the pregnancy or its managements] but not from accidental or incidental cause)

MMR का गणितीय सूत्र (Mathematical formula)

$$\text{मातृ मृत्यु दर (MMR)} = \frac{\text{एक वर्ष में गर्भपात समापन, गर्भावस्था, बच्चे के जन्म अथवा प्रसव के 42 दिनों के अंदर हुई प्रासविक जटिलताओं के कारण होने वाली कुल महिला मृत्युओं की संख्या}}{\text{उपरोक्त वर्ष तथा क्षेत्र में कुल जीवित जन्मों की संख्या}} = \times 1000$$

$$MMR = \frac{\text{Total no. of female deaths due to complication of pregnancy, child birth or within 42 days of delivery from 'puerperal cause' in an area in given year}}{\text{Total no. of live births in the same area and year}} = \times\ 1000$$

मातृ मृत्यु के कारण (Causes of maternal death)

- **प्रसूति कारण (Obstetric cause)**
    - असुरक्षित गर्भपात (Unsafe abortion)
    - अत्यधिक रक्तस्त्राव (Excessive bleeding/hemorrhage)
    - गर्भावस्था की विशाक्ता (Toxemia of pregnancy)
    - संक्रमण (Infection)
- **गर्भावस्था के दौरान रोग (Diseases during pregnancy)**
    - एनीमिया (Anemia)
    - हृदय रोग (Cardiac diseases)
    - रीनल एवं लिवर रोग (Renal and hepatic diseases)
- **सामाजिक एवं सांस्कृतिक कारण (Social and cultural cause)**
    - कम आयु में गर्भधारण (Pregnancy in early age <18 years)
    - बहुप्रसवा (Multigravida)
    - कुपोषण (Malnutrition)
    - अशिक्षा (Illiteracy)
    - जल्दी–जल्दी गर्भधारण करना (Frequent pregnancy)
    - गरीबी एवं अस्वच्छ पर्यावरण (Poverty and unhealthy environment)
    - अप्रशिक्षित दाई द्वारा प्रसव (Delivery by untrained Dais)
    - संचार एवं यातायात साधनों की कमी (Deficiency of communication and transportation resources)
    - मातृत्व सेवाओं का अभाव (Deficiency of maternal services)
    - प्रभावी चिकित्सा संसाधनों की कमी (Deficiency of effective medical resource)

मातृ मृत्यु दर को कम करने के उपाय (Methods of Reducing MMR)

- उचित एवं उपयुक्त (Appropriate and adequate) प्रसव सेवाएँ (Maternity services) प्रदान करना
- संस्थागत प्रसूति पर बल देना (Encouraging institutional delivery)
- गर्भावस्था के दौरान नियमित परीक्षण के लिए चिकित्सालय जाना (Regular antenatal checkup)
- गर्भवती महिला के पोषण का ध्यान रखना (Nutritional requirement of pregnant women to be meet)

- पोषण संबंधित जानकारी देना (Education related to nutrition)
- जोखिम वर्ग माताओं को शीघ्र चिन्हित करना (Early detection of high risk mothers)
- गर्भावस्था में संक्रमण एवं रोगों की रोकथाम एवं उपचार करना (Prevention and cure of infection and diseases during pregnancy)
- गर्भवती स्त्री की स्वास्थ्य देखभाल में क्षेत्रीय स्वास्थ्य कार्यकर्ता का सहयोग लेना (Encouraging co-operation of local health worker for the health care of pregnant women)
- जननी सुरक्षा योजना को प्रभावी रूप से लागू करना (Effective implementation of Janani Suraksha Yojana)
- गर्भावस्था में टीटी टीकाकरण करना (Immunization with TT during pregnancy)
- डिलीवरी के समय साफ–सफाई पर विशेष ध्यान देना (Special attention of cleanliness during delivery)
- परम्परागत दाईयों को प्रशिक्षण प्रदान करना (Training of traditional birth attendants)
- परिवार नियोजन को बढ़ावा देना (Encouraging family planning)
- समुदाय में सामाजिक एवं सांस्कृतिक कुप्रथाओं को रोकना (Stopping the ill practices in community)
- समुदाय में मातृत्व एवं शिशु देखभाल शिक्षा देना (Imparting maternal and child health related education to community)

प्रश्न **पारम्परिक दाई/स्थानीय दाई (Traditional birth attendants (TBA)/local Dais)**

उत्तर पारम्परिक दाई/स्थानीय दाई (Traditional birth attendants (TBA)/local Dais)

- भारत में पुराने समय से ही डिलीवरी दाईयों द्वारा कराई जाती रही है।
- यह दाई प्रशिक्षित नहीं होती हैं इसलिए इन्हें पारम्परिक दाई (Traditional Dais) भी कहा जाता है।
- यह अनुभव के आधार पर डिलीवरी कराती हैं तथा इन्हें चिकित्सकीय एवं तकनीकी ज्ञान नहीं होता है।
- राष्ट्रीय ग्रामीण स्वास्थ्य मिशन (NRHM) के अंतर्गत भारत सरकार ने इन दाईयों को प्रशिक्षित करने का प्रावधान बनाया।
- इस प्रावधान के अंतर्गत इन दाईयों को प्रसूति विद्या (Midwifery) में प्रशिक्षण देकर ग्राम स्तर पर निर्धारित स्वास्थ्य सेवाओं को जनता तक पहुँचाने का काम किया जाता है।

प्रशिक्षण (Training)

- इन दाईयों को 30 कार्य दिवस (Working days) का प्रशिक्षण दिया जाता है।
- यह प्रशिक्षण PHC, CHC या Sub-centre पर प्रतिमाह 2 दिन दिया जाता है।
- इसके अंतर्गत उसे बाकी दिन महिला स्वास्थ्य कर्मी (Female health worker) के साथ समुदाय में जाकर कार्य करना होता है।
- दाई को ANM या स्वास्थ्य कार्यकर्ता के मार्गदर्शन में दो डिलीवरी करनी होती हैं जो प्रशिक्षण के लिए अनिवार्य है।
- इस प्रशिक्षण के दौरान उन्हें प्रतिमाह ₹300 का भत्ता दिया जाता है।
- प्रशिक्षण की समाप्ति पर उसे एक Delivery kit प्रदान किया जाता है तथा प्रशिक्षण प्रमाण पत्र दिया जाता है।

प्रश्न स्तनपान (Breastfeeding)

उत्तर परिभाषा (Definition)–

- माँ द्वारा बच्चे को 6 महीने तक स्तन से दूध पिलाने को स्तनपान (Breast-feeding) कहते हैं।
- जब बच्चे को 6 महीने सिर्फ स्तनपान कराया जाता है एवं अन्य कुछ नहीं दिया जाता जो उसे विशिष्ट स्तनपान (Exclusive Breastfeeding) कहते हैं।

स्तनपान के लाभ (Advantage of Breastfeeding)

- **आदर्श बनावट (Ideal Composition)**—स्तनपान द्वारा मिलने वाले दूध की बनावट बच्चे के अनुरूप होती है। यह बच्चे की पोषण संबंधित सभी आवश्यकताओं को पूरा करता है।
- **संक्रमण से सुरक्षा (Protection against infection)**—माँ का दूध बच्चे को रोगक्षमता (Immunity) प्रदान करता है एवं बच्चे को संक्रमण एवं अन्य रोगों से सुरक्षा प्रदान करता है। यह बच्चे को एलर्जी से भी बचाता है।
- **आसानी से उपलब्धता (Easily available)**— क्योंकि यह माँ का दूध होता है इसलिए यह आसानी से उपलब्ध होता है एवं मुफ्त में भी उपलब्ध होता है। इससे परिवार पर आर्थिक बोझ नहीं पड़ता।
- **सुविधाजनक (Convenient)**—इसे तैयार करने के लिए किसी विशेष प्रकार की तैयारी नहीं करनी पड़ती है।
- **प्राकृतिक गर्भनिरोधक (Natural contraception)**—यह माँ के लिए प्राकृतिक गर्भनिरोधक का कार्य करता है।

स्तनपान का आरंभ एवं अवधि (Initiation and frequency of Breast-feeding)

- बच्चे के जन्म के आधे घंटे के अंदर उसे स्तनपान शुरू करा देना चाहिए। तथा सिजेरियन ऑपरेशन (Caesarean operation) में 4 घंटे के अंदर स्तनपान शुरू करना चाहिए।

- बच्चे को 2–3 घंटे के अंतराल पर स्तनपान कराना चाहिए।
- जब भी बच्चा भूखा हो उसे स्तनपान कराना चाहिए। (Demand feeding)
- एक बार में बच्चे को 5–10 मिनट तक स्तनपान कराएँ।
- बच्चों को पहला गाढ़ा पीला दूध (Colostrum) अवश्य देना चाहिए।

प्रश्न यौन स्वास्थ्य (Sexual health)

उत्तर यौन स्वास्थ्य (Sexual health)

WHO द्वारा दी परिभाषा (Definition)–

'यौन स्वास्थ्य युवा होने संबंधी बौद्धिक, शारीरिक, भावनात्मक एवं मानसिक पक्षों का ऐसा समग्र रूप है, जो कि सकारात्मक अभिवृद्धि करता है तथा व्यक्तित्व संचार एवं प्रेम को बढ़ाता है।'

[Sexual health is the integration of the somatic, emotional, intellectual and social aspects of sexual being, in ways that are positively enriching and enhance the personality, communication and love.]

यौन स्वास्थ्य की विशेषताएँ (Characteristic of Sexual Health)

- अपने शारीरिक रूप (Body image) के प्रति सकारात्मक रवैया (Positive attitude) रखना।
- यौन भावना एवं संबंधों के बारे में शिक्षित होना या जानकारी रखना।
- स्वयं की यौन संबंधित भावना एवं इच्छाओं से अवगत रहना।
- यौन आनंद एवं जनन (Reproduction) में अंतर समझना तथा इसके प्रति उत्तरदायी बनना।
- जैविक लिंग (Biological sex), लिंग पहचान (Gender identity) एवं लिंग व्यवहार (Sexual behavior) की उपयुक्तता को समझना एवं इनके प्रति उच्च नैतिक मूल्य (High moral value) रखना।
- विभिन्न प्रकार की यौन क्रियाओं एवं व्यवहार के प्रति स्वस्थ्य नजरिया रखना।
- स्वस्थ्य जीवन शैली एवं यौन व्यवहार के बीच उचित संतुलन बनाए रखना।
- असामाजिक एवं अप्राकृतिक यौन व्यवहार से दूर रहना।

प्रश्न राष्ट्रीय स्वास्थ्य कार्यक्रमों में नर्स की भूमिका लिखिए।
(Role of nurse in National Health Programme)

उत्तर राष्ट्रीय स्वास्थ्य कार्यक्रमों में नर्स की भूमिका (Role of nurse in National Health Programme)

- **देखभाल देने की भूमिका (Role of care giver)**
  - वह अपने क्षेत्र में उपस्थित स्वास्थ्य समस्याओं की जानकारी प्राप्त करती है।
  - मामूली रोगों का उपचार करती है।
  - प्राथमिक उपचार (First aid) प्रदान करती है।
  - मातृ एवं शिशु सेवाएँ (MCH services) प्रदान करती है।

- फौलो–अप (Follow up) देखभाल प्रदान करती है।
- संक्रमण रोगों की जाँच एवं उनकी दवाएँ देती है जैसे TB, कुष्ठ रोग।

- **शिक्षक की भूमिका (Role of an Educator)**
  - लोगों को उनके स्वास्थ्य एवं स्वास्थ्य के लिए जिम्मेदार कारकों के बारे में बताती है।
  - विभिन्न रोग एवं उनके प्रभाव की जानकारी देती है।
  - रोग एवं संक्रमण की रोकथाम एवं नियंत्रण के उपाय बताती है।
  - व्यक्तिगत एवं पर्यावरण साफ–सफाई के बारे में जानकारी देती है।
  - विभिन्न राष्ट्रीय कार्यक्रमों एवं उनके लाभ के बारे में जानकारी देती है।
  - राष्ट्रीय कार्यक्रमों का सम्पूर्ण लाभ समुदाय को मिले इसके लिए इनका प्रचार करती है।
  - लोगों को राष्ट्रीय कार्यक्रम में सक्रिय रूप से भाग लेने के लिए प्रोत्साहित करती है।

- **प्रशिक्षक की भूमिका (Role of Trainer)**
  - वह अपने अधीन कार्य करने वाले कार्यकर्ताओं को विभिन्न कार्यक्रमों के अंतर्गत प्रशिक्षण प्रदान करती है।
  - वह उनके कार्य की समय–समय पर समीक्षा (Review) करती है।
  - वह स्थानीय दाई को भी प्रशिक्षित करने को कार्य करती है।
  - आशा के प्रशिक्षण की जिम्मेदारी भी नर्स की होती है।
  - इसके अलावा वह परिवार एवं समुदाय के लोगों को भी स्वास्थ्य संबंधित प्रशिक्षण देती है, जैसे कुएँ का क्लोरीनेशन, वायु प्रदूषण के नियंत्रण आदि।

- **समन्वयक की भूमिका (Role of Coordinator)**
  - वह स्थानीय लोगों से समन्वय कर राष्ट्रीय कार्यक्रमों के संचालन में सहयोग प्राप्त करती है।
  - वह स्वास्थ्य टीम के साथ मिलकर कार्यक्रम के लाभों को उचित प्रकार से लोगों तक पहुँचाने का कार्य करती है।
  - वह स्वास्थ्य टीम एवं अन्य संस्थानों के बीच समन्वयन (Coordination) स्थापित कर स्वास्थ्य सेवाओं को प्रभावी बनाने का कार्य करती है।
  - वह विभिन्न स्तर के स्वास्थ्य केन्द्र के बीच समन्वयन (Coordination) कर राष्ट्रीय कार्यक्रमों को आसानी से संचालित करती है।

- **प्रबंधक की भूमिका (Role of a Manager)**
  - वह एक प्रबंधक की भूमिका भी निभाती है।
  - वह स्वास्थ्य सेवाओं एवं उससे संबंधित संसाधनों का प्रबंधन करती है।
  - वह स्वास्थ्य सेवाओं को लोगों तक पहुँचाने के लिए मानव संसाधनों का प्रबंधन करती है।

- वह कार्यक्रम के संचालित स्तर (Ongoing stage) का निरीक्षण कर उससे संबंधित कमियों या जरूरतों को पूरा करती है।
- **पर्यवेक्षक की भूमिका (Role of Supervisor)**
  - वह अपनी स्वास्थ्य टीम के प्रशिक्षण के साथ–साथ उनके कार्य का पर्यवेक्षण भी करती है।
  - वह समुदाय में संचालित राष्ट्रीय कार्यक्रमों का संचालन करती है तथा समय–समय पर उनकी गतिविधियों का Supervision करती है।
  - वह ASHA, TBA, MHW, VHG आदि के कार्यों का Supervision भी करती है।

प्रश्न स्वदेशी चिकित्सा प्रणाली। (Indigenous System of Medicine)

उत्तर स्वदेशी चिकित्सा प्रणाली

इस प्रणाली के अंतर्गत तीन चिकित्सा प्रणाली हैं जिनका प्रचलन भारत में है। यह प्रणाली हैं:–

1. आयुर्वेद (Ayurveda)
2. सिद्धा (Siddha)
3. होम्योपैथी (Homeopathy)

आयुर्वेद (Ayurveda)

- यह दो शब्दों से मिलकर बना है
  - अयूर = जीवन
  - वेद = विज्ञान
- यह जीवन के संपूर्ण पहलुओं से मिलकर बना हैं, जो हैं शारीरिक, मानसिक, सामाजिक एवं धार्मिक हैं।
- 'चरक' को आयुर्वेद का पिता कहा जाता है एवं 'सुश्रुत' को शल्य चिकित्सा का।
- आयुर्वेद में पहले रोगी की बीमारी का पता लगाया जाता है फिर प्राकृतिक जड़ी–बूटी एवं शारीरिक सुदृढ़ता से उसका निवारण किया जाता है।

सिद्धा चिकित्सा (Siddha Medicine)

- यह भारत की सबसे पुरानी चिकित्सा प्रणाली है।
- सिद्ध का मतलब होता है उपलब्धि।
- यह रोग में सिद्ध प्राप्त कर उपलब्ध की जा सकती है।
- इसमें शरीर के सभी पहलुओं के बीच संतुलन बनाया जाता है।
- ऐसा माना जात है कि यह संतुलन स्वास्थ्य के लिए आवश्यक है और जब यह संतुलन टूट जाता है तो व्यक्ति रोग ग्रस्त हो जाता है।
- स्वस्थ्य शरीर के लिए आयुर्वेद एवं योग दोनों आवश्यक होते हैं।

होम्योपैथी (Homeopathy)

- यह भारत में प्रचलित चिकित्सा प्रणाली हैं।
- इसे Dr. Samuel Hahnemann ने स्थापित किया।

– इस प्रणाली में रोगी को छोटी–छोटी गोलियों की खुराक दी जाती है।

– यह दवाएँ रोग जैसे ही लक्षण पैदा कर उसका उपचार करती है।

पश्न प्राथमिक स्वास्थ्य देखभाल (Primary health care)

उत्तर प्राथमिक स्वास्थ्य देखभाल–

प्राथमिक स्वास्थ्य देखभाल व्यक्ति, परिवार या समुदाय एवं स्वास्थ्य सेवाओं के बीच पहला संपर्क स्तर (contact level) है। 1978 में अल्मा आटा (Alma Ata) सम्मेलन में प्राथमिक स्वास्थ्य पर विशेष बल दिया गया तथा इसमें जनता की सहभागिता (Community participation) को विशेष महत्व दिया गया। इसी के अंतर्गत 'सबके लिय स्वास्थ्य' (Health for all) का अंकन किया गया।

परिभाषा (Definition)

'प्राथमिक स्वास्थ्य देखभाल का अर्थ है, व्यक्तियों को सार्वजनिक रूप से सुलभ एवं स्वीकार्य, आवश्यक देखभाल प्रदान करना जिसमें लोगों की पूर्ण भागीदारी हो तथा जिसकी लागत, समुदाय एवं राष्ट्र उठाने में सक्षम हों।'

प्राथमिक स्वास्थ्य देखभाल के घटक (Element of primary health care)

इसके 8 प्रमुख घटक हैं जो निम्नलिखित हैं–

1. प्रचलित स्वास्थ्य समस्याओं तथा उनकी रोकथाम एवं नियंत्रण के तरीकों के बारे में शिक्षा प्रदान करना।

2. खाद्य आपूर्ति एवं उपयुक्त पोषण को प्रोत्साहित करना।

3. सुरक्षित जल की उपयुक्त आपूर्ति तथा मूलभूत स्वच्छता का ध्यान रखना।

4. मातृत्व एवं शिशु देखभाल प्रदान करना जिसमें परिवार नियोजन सेवाएँ शामिल हों।

5. संक्रमित रोगों के लिए टीकाकरण की सुविधा।

6. स्थानिक रोगों (Endemic disease) की रोकथाम एवं नियंत्रण।

7. सामान्य रोगों की क्षति (Injury) का यथोचित उपचार (Appropriate treatment)

8. आवश्यक दवाओं की सुगम उपलब्धि।

प्राथमिक स्वास्थ्य देखभाल के सिद्धांत (Principle of primary health care)

WHO ने प्राथमिक स्वास्थ्य सुविधा के निम्न सिद्धांत दिए हैं–

• उचित वितरण (Equitable distribution)

• सामुदायिक सहभागिता (Community participation)

• उपयुक्त तकनीक (Appropriate technology)

• रोकथाम पर फोकस (Focus on prevention)

• बहुक्षेत्रीय समन्चयन (Multisectorial co-ordination)

प्रश्न होम विजिट (Home visit)

उत्तर होम विजिट / गृह मुलाकात (Home visit) की परिभाषा–

घर–घर जाकर लोगों को स्वास्थ्य शिक्षा (health education) एवं स्वास्थ्य देखभाल सेवाएँ (health care services) प्रदान करने की विधि को होम विजिट कहते है।

घर पर स्वास्थ्य सेवाएँ प्रदान करना सामुदायिक स्वास्थ्य नर्सिंग का प्रमुख अंग है।

होम विजिट के उद्देश्य (Aims of home visit)

- रोगी को घर पर अच्छी नर्सिंग सेवा प्रदान करना।
- विभिन्न रोगों से सुरक्षा प्रदान करना।
- परिवार के स्वास्थ्य स्तर में विकास लाना।
- परिवार के स्वास्थ्य, टीकाकरण, पोषण स्तर एवं पर्यावरण खतरों का आँकलन करना।
- होम विजिट के समय घर पर स्वास्थ्य शिक्षण सेवाएँ प्रदान करना।

होम विजिट के उद्देश्य (Principle of home visiting)

- होम विजिट का संचालन योजनाबद्ध (planned) तरीके से होना चाहिए।
- यह उद्देश्यपूर्ण (purposeful) होनी चाहिए।
- होम विजिट के समय एवं अंतरालों में नियमितता (Regularity) होनी आवश्यक है।
- होम विजिट को परिवार एवं उसके हालात के अनुसार लचीला (flexible) रखना चाहिए।
- होम विजिट स्वैच्छिक (voluntary) एवं परिवार के सदस्यों के लिए सुविधाजनक (convenient) होनी चाहिए।
- होम विजिट से नर्स एवं परिवार के बीच अच्छे सम्बंधो की स्थापना होनी चाहिए।
- होम विजिट शिक्षाप्रद (educative) होनी चाहिए।
- प्रत्येक होम विजिट का समय–समय पर मूल्यांकन (evaluation) करते रहना चाहिए।
- होम विजिट को हमेशा रिकार्ड (record) करना चाहिए।

होम विजिट के लाभ (Advantage of home visit)

- इसके द्वारा समुदाय के लोगों को घर–घर जाकर स्वास्थ्य सेवा प्रदान की जा सकती है।
- जो लोग स्वास्थ्य संस्थान नहीं जा सकते उन्हें भी घर तक स्वास्थ्य सेवाएँ उपलब्ध कराने में सहायता प्रदान करती हैं।
- इसके माध्यम से नर्स लोगों की व्यक्तिगत एवं पारिवारिक परिस्थितियों को अपने सामने देख सकती है।

- होम विजिट के समय रोगी को प्रत्यक्ष स्वास्थ्य देखभाल (direct health care) प्रदान की जा सकती है।
- रोगी को उसके अपने घर पर एवं वातावरण में आराम एवं तनावमुक्त रूप से स्वास्थ्य सेवा दी जा सकती है।
- होम विजिट से रोगी एवं उसके परिवार की आर्थिक, मानसिक, सामाजिक एवं सांस्कृतिक प्रवृति का पता चलता है।
- व्यक्तिगत एवं प्रत्यक्ष संपर्क (direct contact) के कारण परिवार एवं नर्स में विश्वास भाव उत्पन्न होता है तथा स्वास्थ्य सेवाएँ प्रदान करने में सरलता रहती है।

प्रश्न   प्राथमिक स्वास्थ्य केंन्द्र। **(Primary health centre)**

उत्तर   प्राथमिक स्वास्थ्य केंन्द्र की अवधारणा (concept) सबसे पहले Bhore Committee ने दी थी।

प्राथमिक स्वास्थ्य केंन्द्र का ढ़ाँचा (Infrastructure of PHC)

देश की जनसंख्या (Population), जनसंख्या घनत्व (Population density) एवं क्षेत्रफल (area) के आधार पर स्वास्थ्य सेवाओं का गठन एवं वितरण किया गया है। यह इस प्रकार है:—

स्वास्थ्य केन्द्र (Health centre)	मैदानी जनसंख्या कवरेज (Plain population coverage)	पहाड़ी या अदिवासी जनसंख्या कवरेज (Hilly/Tribal population coverage)
• सामुदायिक स्वास्थ्य केन्द्र (Community health centre)	120000	80000
• प्राथमिक स्वास्थ्य केन्द्र (Primary health centre)	30000	20000
• उपकेन्द्र (Sub-center)	5000	3000

प्राथमिक स्वास्थ्य केंन्द्र के कार्य (Function of PHC)

- चिकित्सकीय देखभाल (Medical care)
- मातृत्व एवं शिशु स्वास्थ्य सेवाएँ जिसमें परिवार नियोजन शामिल है। (MCH including family planning)
- साफ जलापूर्ति एवं मूलभूत साफ—सफाई (Safe water supply and basic sanitation)
- स्थानिक रोगों की रोकथाम एवं नियंत्रण (Prevention and control of endemic diseases)
- आवश्यक आँकड़े इकट्ठा करना एवं रिपोर्ट बनाना (Collection and reporting of vital statistics)
- स्वास्थ्य शिक्षा (Health education)

- राष्ट्रीय स्वास्थ्य कार्यक्रम संचालन (Operating National Health Programme)
- रेफरल सेवाएँ (Referral services)
- स्वास्थ्य गाइड, स्वास्थ्य कार्यकर्ता, दाई एवं स्वास्थ्य सहायक को प्रशिक्षण देना। (Training of health guide, health worker, local Dais and health assistance)
- मूलभूत लैबोरेटरी सेवाएँ (Basic laboratory services)

प्रश्न सामुदायिक स्वास्थ्य नर्सिंग के सिद्धांत।
(Principle of community health nursing)

उत्तर सामुदायिक स्वास्थ्य नर्सिंग के सिद्धांत

- सामुदायिक स्वास्थ्य सेवाएँ लोगों की आवश्यकताओं, समस्याओं, विचारों एवं उपलब्ध संसाधनों पर निर्भर करती है इसलिए नर्स को समुदाय के बारे में जानकारी होनी चाहिए।
- समुदाय में किसी व्यक्ति विशेष को स्वास्थ्य सेवा देकर उपचार नहीं कर सकते। समुदाय में नर्स को परिवार का एक इकाई मानकर उनका संपूर्ण ध्यान रखना चाहिए।
- उसे स्वास्थ्य सेवा देते समय बजट, समय, मानवशक्ति (manpower) तथा उपलब्ध सुविधाओं के अनुसार सेवा प्रदान करनी चाहिए।
- उसे बिना किसी भेदभाव के समुदाय के सभी लोगों को स्वास्थ्य सेवा देनी चाहिए। जैसे धर्म, धन, रंग आदि का भेदभाव नहीं होना चाहिए।
- सामुदायिक स्वास्थ्य सेवा तभी लाभकारी है जब वह निरंतर (regular) दी जाए।
- समुदाय में स्वास्थ्य के विकास के लिये स्वास्थ्य शिक्षा अत्यंत महत्वपूर्ण है। नर्स को लागों को उनसे जुड़े स्वास्थ्य संबंधित विषयों में स्वास्थ्य शिक्षा देनी चाहिए तथा स्वास्थ्य शिक्षा देने के अवसर ढूढतें रहना चाहिए।
- समुदाय में किए कार्य को रिकॉर्ड रखना चाहिए तथा प्रत्येक कार्य की नियमित रूप से रिपोर्टिंग होनी चाहिए।
- समय–समय पर सभी स्वास्थ्य कार्यकर्ताओं को नई विधि एवं तकनीक के बारे में प्रशिक्षित करना चाहिए।
- समुदाय में अकेले कार्य को सफलता पूर्वक करना संभव नहीं है। इसलिए नर्स को साथी कार्यकर्ता (co-worker), सहायक (assistant), स्थानीय नेता (local leader) तथा अन्य प्रभावशाली लोगों की सहायता एवं सहयोग लेना चाहिए।

- स्वास्थ्य टीम में आपसी संबंधों में मधुरता होनी चाहिए। प्रत्येक सदस्य को अपने कार्य (function) एवं भूमिका (role) की जानकारी होनी चाहिए।
- समुदाय में दी गई सेवाओं का समय–समय पर मूल्यांकन (evaluation) होना चाहिए।

प्रश्न   राष्ट्रीय टीकाकरण कार्यक्रम की सारणी बनाइये।
National Immunization Schedule

उत्तर राष्ट्रीय टीकाकरण अनूसूचि (National Immunization Schedule)

समय (अवधि)	टीका (Vaccine)
जन्म पर (At birth)	बी.सी.जी. (BCG) ओ.पी.वी. (OPV-Oral polio vaccine)
ढेढ़ महीना (6 हफ्ते)	बी.सी.जी. (यदि जन्म पर न लिया हो तो) डी.पी.टी. (DPT)—1 ओ.पी.वी. (OPV)—1 हेपेटाइटिस बी (Hepatitis-B)—1 इन्फ्लूएंजा (Hib)—1
ढ़ाई महीने (10 हफ्ते)	डी.पी.टी. (DPT)—2 ओ.पी.वी. (OPV)—2 हेपेटाइटिस–बी (Hepatitis-B)—2 इन्फ्लूएंजा (Hib)—2
साढ़े तीन महीना (14 हफ्ते)	डी.टी.पी. (DPT)—3 ओ.पी.वी. (OPV)—3 हेपेटाइटिस बी (Hepatitis-B)—3 इन्फ्लूएंजा (Hib)—3
9 महीना	खसरे का टीका (Measles)
16—25 माह	डी.पी.टी. बूस्टर (DPT Booster) ओ.पी.वी. (OPV)—4 एम.एम.आर. (MMR) जपानीज एसिफ्लाइटिस (Japanese encephalitis)
5—6 वर्ष की आयु	डी.पी.टी. (DPT)
10 वर्ष 16 वर्ष	टी.टी. (TT) टी.टी. (TT)
गर्भावस्था (4—5 महीने के बीच)	टी.टी. (TT)—1 टी.टी. (TT)—2 (पहली खुराक के एक महीने बाद) टी.टी. बूस्टर (यदि तीन साल में कभी टीका लिया है तो)
9,18, 24, 30, 36 महीना	विटामिन A (Vitamin A)

प्रश्न स्वास्थ्य सेवा डिलीवरी सिस्टम की परिभाषा।
(Define health care delivery system)

उत्तर स्वास्थ्य सेवा डिलीवरी सिस्टम की परिभाषा।

स्वास्थ्य सेवा डिलीवरी सिस्टम वह सिस्टम होता है, जिसके द्वारा लोगों तक स्वास्थ्य सेवाओं को पहुंचाने का कार्य किया जाता है। इसका संचालन राष्ट्र की सामाजिक, आर्थिक एवं राजनैतिक ढाँचे की स्थिति के अनुरूप किया जाता है।

प्रश्न उस गर्भनिरोधक विधि के बारे में लिखिये, जो डिम्बक्षरण बंद कर गर्भ रोकती हैं।
(Write about contraceptive methods, which prevents pregnancy by preventing ovulation)

उत्तर डिम्बक्षरण बंद कर गर्भ रोकने वाली गर्भनिरोधक विधि इस प्रकार हैः–

मिश्रित गोलियाँ (Combined pills)

मिश्रित गोली में इस्ट्रोजन (estrogen) एवं प्रोजेस्टेरोजिन (progesterone) दोनों हार्मोन की मात्रा पायी जाती है। इस गोली में 30–35 mcg synthetic estrogen 0.5-1 mg progesterone की मात्रा होती है। मासिक धर्म आरंभ होने के पाँचवे दिन से आरंभ की जाती है तथा अगले 21 दिनों तक दी जाती है, उसके बाद 7 दिन का अंतराल दिया जाता है जिस दौरान मासिक धर्म होता है। यह गोली प्रतिदिन एक नियत समय पर ही लेनी चाहिए ।

प्रभाव–यह गोली ओवरी से ओवम के रिलीज होने को रोकती है। ऐसा पीयूष ग्रंथि द्वारा स्रावित gonadotrophin को बाधित कर किया जाता है, जो कि ओव्यूलेशन के लिए आवश्यक होता है।

प्रकार–भारत सरकार द्वारा यह गोलियां दो नामों से बाजार में उपलब्ध है, यह है माला–डी (Mala-D) तथा माला–एन (Mala-N)

मिश्रित इंजेक्शन (Combined injectable contraceptive)

यह भी प्रोजेस्ट्रोजेन तथा इस्ट्रोजन द्वारा बना इंजेक्शन होता है। यह मासिक अंतराल पर दिया जाता है। समय अवधि पर न ले, उसे 3 दिन आगे पीछे भी दिया जा सकता है। इसका कार्य भी ओव्सलेशन को रोकना है।

प्रश्न उपकेन्द्र के कार्यों के बारे में लिखिये। (Functions of sub-center)

उत्तर उपकेन्द्र के कार्य निम्नलिखित होते हैं

- **मातृत्व स्वास्थ्य देखभाल (Maternal Health Care)**

  इसके अंतर्गत दो सेवाएँ दी जाती हैं:–

  - **गर्भावस्था देखभाल (Antenatal care)**
    - गर्भावस्था का शीघ्र रजिस्ट्रेशन कराना तथा गर्भावस्था में कम–से–कम तीन जाँचे कराना।

- ○ पहले तिमाही में Folic acid supplement तथा 12 सप्ताह बाद Folic acid एवं Iron supplement दवाएँ देना।
- ○ Tetanus toxoid का टीका लगाना।
- ○ उच्च जोखिम गर्भावस्था का पता लगा कर, उसे रेफर करना।
- ○ आहार, बच्चे के जन्म की तैयारी तथा अग्राम संबंधित शिक्षा प्रदान करना।

- **प्रसवकाल में देखभाल (Intranatal care)**
  - ○ संस्थागत डिलीवरी को बढ़ावा देना।
  - ○ घर पर होने वाली डिलीवरी को कौशल युक्त व्यक्ति द्वारा ही कराना।
  - ○ जटिलताएँ उत्पन्न होने पर शीघ्र एवं सही रेफरल करना।

- **प्रसव उपरान्त देखभाल (Postnatal care)**
  - ○ कम से कम दो बार गृह मुलाकात कर स्त्री के स्वास्थ्य का आँकलन करना।
  - ○ डिलीवरी के आधे घंटे के उपरान्त स्तनपान आरंभ कराना।
  - ○ गर्भनिरोध, साफ–सफाई तथा आहार संबंधित सलाह देना।
  - ○ जननी सुरक्षा योजना की सुविधाओं को उपलब्ध कराना।

- **शिशु स्वास्थ्य देखभाल (Child health care)**
  - ○ निर्देशानुसार आवश्यक नवजात शिशु देखभाल प्रदान करना।
  - ○ छः महीनों तक विशिष्ट स्तनपान (exclusive breastfeeding) को प्रोत्साहित करना।
  - ○ सभी नवजात शिशु एवं बच्चों का पूर्ण टीकाकरण करना।
  - ○ विटामिन–ए रोगनिरोधन करना।
  - ○ बच्चों में होने वाले रोगों, जैसे कुपोषण, अतिसार आदि की रोकथाम तथा नियंत्रण करना।

- **परिवार नियोजन एवं गर्भनिरोध (Family planning and contraception)**
  - ○ सही एवं उपयुक्त विधि को चुनने में दंपत्ति की सहायता करना एवं उन्हें इस बारे में शिक्षित करना।
  - ○ केन्द्र पर गर्भनिरोध संबंधित कण्डोम, गोली तथा अंतर्गर्भाशयी उपकरण की उपलब्धता तथा वितरण की सुविधा।
  - ○ योग्य दंपति (eligible couple) को फोलो अप करना तथा उन्हें स्थायी विधि अपनाने के लिए प्रेरित करना।
  - ○ सुरक्षित गर्भपात की सेवाओं संबंधित सलाह एवं रेफरल प्रदान करना।

- यौवनावस्था स्वास्थ्य देखभाल (Adolesant Health Care) प्रदान करना।
- स्कूल स्वास्थ्य सेवाओं में सहयोग प्रदान करना।
- जल का स्वच्छता एवं गुणवत्ता को मॉनीटर करना।
- साफ–सफाई को बढ़ावा देना, साथ ही टायलेट के प्रयोग तथा कूड़े के सही निष्कासन पर भी ध्यान देना।
- उपयुक्त स्वास्थ्यकर्ता द्वारा रोगों संबंधित निगरानी के लिए field visit पर जाना।
- समुदाय की आवश्यकताओं का आँकलन करना।
- मामूली बिमारियों के उपचार तथा First aid की सुविधा उपलब्ध कराना।
- आयुष (AYUSH) उपचार प्रदान करना।
- पारंपरिक दाई (TBA) तथा आशा (ASHA) का प्रशिक्षण करना।
- ऑगनबाड़ी, आशा, ग्रामीण स्वास्थ एवं साफ–सफाई कमेटी के कार्यों को समायोजित करना।
- राष्ट्रीय स्वास्थ्य कार्यक्रम का संचालन करना।

प्रश्न   अंधत्व के प्रतिबंध के लिए राष्ट्रीय कार्यक्रम का उद्देश्य लिखो।
(Objectives of National Programme for Prevention of Blindness)

उत्तर   अंधत्व के प्रतिबंध के लिए राष्ट्रीय कार्यक्रम का उद्देश्य

- अंधेपन की पहचान तथा उपचार द्वारा अंधेपन की संख्या को सीमित करना।
- प्रत्येक जिले में आँखों की देखभाल की सुविधा विकसित करना।
- आँखों की देखभाल की सेवा प्रदान करने के लिए मानव संसाधन का विकास करना।
- सेवाओं की डिलीवरी की गुणवत्ता को बढ़ावा ।
- आँखों के देखभाल में स्वैच्छिक संस्थाओं (Voluntary organization) के सहयोग को प्राप्त करना ।

प्रश्न   अपंग की परिभाषा एवं भारत में अपंगों के मुख्य वर्ग क्या–क्या है?
(Define disability and write the main categories of disability of India)

उत्तर   अपंग की परिभाषा

किसी क्रिया को विशेष दर या विशेष स्तर पर कर पाने में असक्षमता या प्रतिबंधता को अपंगता कहते हैं।

या

किसी असक्षमता के कारण व्यक्ति, अपनी आयु, लिंग आदि के संबंध में सामान्य समझी जाने वाली क्रियाओं को करने में असमर्थ रहता है। किसी क्रिया को करने में समर्थ न हो पाने वाले व्यक्ति को अपंग कहते हैं।

भारत में अपंगों के मुख्य वर्ग इस प्रकार है—
- मन्द बुद्धि (Mentally challanged)
- दृष्टिहीन (Blind)
- मूक–बधिर (Deaf and dumb)
- भावनात्मक एवं सामाजिक अपंग (Emotional and social handicapped)
- अंगभंग (Amputee)

प्रश्न **सामुदायिक स्वास्थ्य परिचर्या की परिभाषा लिखिए।**
(Define Community Health Nursing)

उत्तर **सामुदायिक स्वास्थ परिचर्या की परिभाषा**

सामुदायिक स्वास्थ्य नर्सिंग, नर्सिंग प्रैक्टिस तथा सार्वजनिक स्वास्थ्य प्रैक्टिस का संश्लेषण है, जो कि लोगों के स्वास्थ्य को उन्नत करने तथा सुरक्षित रखने के लिए अनुपयुक्त होती है।

American Nurse's Association

अस्पताल के अतिरिक्त समुदाय में जाकर रोगी एवं स्वस्थ्य व्यक्तियों को स्वास्थ्य संबंधी सेवायें प्रदान करना सामुदायिक स्वास्थ्य नर्सिंग कहलाता है।

LONG ANSWERS

राष्ट्रीय स्वास्थ्य कार्यक्रम। (National Health Programme)

प्रश्न **National Anti-Malaria Programme**

उत्तर National Anti-Malaria Programme

- यह कार्यक्रम सबसे पहले National Malaria Control Programme के नाम से 1953 में पहली पंचवर्षीय योजना के अंतर्गत प्रारंभ किया गया था।
- 1958 में इसे Control से Eradication Programme (उन्मूलन कार्यक्रम) में बदल दिया गया, जिसका उद्देश्य देष से मलेरिया को हमेशा के लिए समाप्त करना था।
- 1977 में पिछले कार्यक्रम के अप्रभावी होने पर भारत सरकार ने "Modified plan of operation (MOP)" को निकाला, जिसका उद्देश्य था प्रभावी नियंत्रण (Effective control)।
- MPO के अंतर्गत देश के क्षेत्रों को Annual parasite incidence (API) के आधार पर बाँटा गया है तथा उसी के अनुसार नियंत्रण विधि अपनाई जा रही है।
- 1999 में भारत सरकार ने National Malaria Eradication Programme का नाम बदलकर National Anti-Malaria Programme रखा।

National Anti-Malaria Programme के अंतर्गत कार्य (Function)

1. छिड़काव (Spraying)—

रसायन पदार्थ (Chemical Agent)	API > 2	API < 2
DDT	2 Round	• नियमित छिड़काव की आवश्यकता नहीं है।
Malathion	3 Round [यदि DDT से दुर्दम्य (Refractory) है तो]	• P. flaciparum वाले क्षेत्र में focal spraying की आवश्यकता है।
Pythriods	2 round at the interval of 2 weeks [यदि Malathion से दुर्दम्य (Refractory) है तो ।]	

2. कीट विद्या आँकलन (Entomological assessment)

यह विशेष कीटविद्या टीम द्वारा किया जाता है जिसमें वे संवेदनशीलता टेस्ट (Susceptibility test) करती है तथा उसके अनुरूप कीटनाशक (Insecticide) के प्रयोग का सुझाव देती है।

3. निगरानी (Surveillance)

रक्त स्मियर (Blood smear) का संचयन (Collection) एवं परीक्षण (Examination) MPO का मुख्य घटक है। API < 2 एवं API > 2 दोनों ही क्षेत्रों में सक्रिय एवं निष्क्रिय (Active and passive) निगरानी का कार्य प्रत्येक दो सप्ताह में किया जाता है।

4. उपचार (Treatment)

सभी पता लगाएं गए केसस (Cases) को उचित उपचार प्रदान करना चाहिए।

5. फौलो–अप (Follow up)

प्रत्येक पता लगाए गए केस का फौलो–अप रक्त स्मियर लेना चाहिए (उपचार समाप्त होने के बाद) तथा उसके बाद सालभर के लिए प्रत्येक माह फौलो–अप करना चाहिए।

6. दवा वितरण केन्द्र (Drug distribution Centres)

यह केन्द्र NMEP की अनुसूची (Schedule) के अनुसार रोगियों को मलेरिया की दवाएँ देते है।

7. अनुसंधान (Research)

कई अनुसंधान टीम का निर्माण किया गया है जो Plasmodium का अध्ययन करती हैं (विशेषकर P.flaciparum)। यह Chloroquine-Resistance के लिए वैकल्पिक दवा ढूंढने का प्रयास कर रही है।

8. स्वास्थ्य शिक्षा (Health education)

Modified plan of operation (MPO) जनता को मलेरिया संबंधित [खासकर रोकथाम एवं नियंत्रण (Prevention and control)] स्वास्थ्य शिक्षा देने पर जोर देती है।

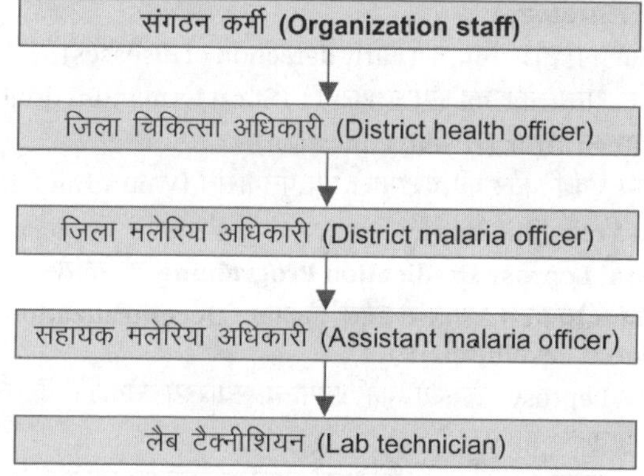

इसके अतिरिक्त मुख्य चिकित्सा अधिकारी (Chief Medical Officer) एवं प्राथमिक स्वास्थ्य केन्द्र में नियुक्त स्वास्थ्य अधिकारी (Medical officer) भी इस कार्यक्रम के संचालन में महत्वपूर्ण भूमिका निभातें है।

मुख्य घटक (Main components)

- मलेरिया का शीघ्र निदान (Early diagnosis) एवं उपचार (Treatment) करना।
- Vector नियंत्रण विधि एवं व्यक्तिगत सुरक्षा के तरीको को अपनाना।

- महामारी का नियोजन करना तथा उसके प्रति शीघ्र प्रतिक्रिया करना। (Epidemic planning and rapid response)
- अंर्तसंस्थागत सहयोग, तथा संस्थान के प्रबंधन को मजबूत करना। (Intrasectoral coordination, institutional and management capabilities strengthening)
- लार्वा खाने वाली मछलियों का प्रयोग। (Use of larvicidal fish)

प्रश्न National Leprosy Eradication Programme

उत्तर National Leprosy Eradication Programme

- 1955 में भारत सरकार ने National Leprosy Control Programme की शुरूआत की।
- इसके अंतर्गत leprosy के केसस का शीघ्र निदान (Early detection) एवं उसका Dapson से उपचार सम्मिलित था।
- 1983 में इस Programme को control से बदल कर Eradication programme कर दिया गया जिसमें बहुऔषधि (Multi drug) Chemotherapy को शामिल किया गया।
- National Leprosy Eradication Programme का लक्ष्य था case load को प्रति 10000 जनसंख्या में एक या एक से कम करना।

योजना (Strategy)

- रोग का शीघ्र निदान (Early detection of diseases)
- कम समय की बहुऔषधि थेरेपी। (Short term multi drug therapy)
- स्वास्थ्य शिक्षा (Health education)
- घाव एवं विकार की देखभाल एवं पुर्नवासन (Wound and deformity care and rehabilitation)

National Leprosy Eradication Programme के कार्य–

- **विकेन्द्रीयकरण एवं संस्थागत विकास (Decentralization and institutional development)**
  - Leprosy सेवाओं को सामान्य स्वास्थ्य सेवाओं के साथ सम्मिलित करना।
  - राज्य Leprosy समिति को राष्ट्रीय ग्रामीण स्वास्थ्य मिशन (NRHM) में सम्मिलित करना।
- **प्रभावी एवं समकालित सेवाएँ प्रदान करना (Strengthening and integration of service delivery)**
  - निदान एवं उपचार सुविधाओं का आसानी से उपलब्ध होना।
  - सभी कार्य दिवस पर सेवाओं का उपलब्ध होना।
  - चिकित्सा अधिकारी द्वारा रिकॉर्ड को नियमित रूप से पूरा करना।
  - परिवार एवं रोगी की कॉउसिलिंग अनिवार्य रूप से करना।

- गम्भीर रोगी को प्राथमिक स्वास्थ्य केन्द्र में रेफर करना।
- प्राथमिक स्वास्थ्य केन्द्र में MDT (Multi drug therapy) की औषधि की आपूर्ति रखना।

- **विकारता की देखभाल एवं रोकथाम (Disability care and prevention)**
  - पुर्ननिर्माण सर्जरी (Reconstruction Surgery) को बढ़ावा देना।
  - MCR जूतों को जरूरतमंद लोगों को देना।

- **स्वास्थ्य शिक्षा (Community education)**
  - समाज को Leprosy के बारे में बताना।
  - Leprosy संबंधित भ्रम एवं अंधविश्वास दूर करना।
  - सरकार द्वारा प्रदान सेवाओं की जानकारी तथा प्रचार करना।

- **प्रशिक्षण (Training)**
  - Leprosy कार्यक्रम में कार्यरत सभी स्वास्थ्य कार्यकर्ताओं का समय–समय पर प्रशिक्षण लेते रहना।

प्रश्न राष्ट्रीय पोलियो नियंत्रण कार्यक्रम।
(National Polio Control Programme)

उत्तर राष्ट्रीय पोलियो नियंत्रण कार्यक्रम (National Polio Control Programme)–

- 1988 में WHO ने यह संकल्प लिया कि वर्ष 2000 के अंत तक पोलियो का धरती से नाश कर देंगे।
- इस संकल्प को ध्यान में रखते हुए भारत सरकार ने वर्ष 1995 में पोलियो को समाप्त करने के लिए National Immunization Days–Pulse Polio immunization कार्यक्रम की शुरूआत की।
- इस कार्यक्रम के अंतर्गत पूरे भारत में एक महीने के अंतराल के बाद दो दिनों का Immunization कार्यक्रम संचालित किया जाता है, जिसमें 5 वर्ष से कम आयु के बच्चों को पल्स पोलियो की खुराक पिलायी जाती है।

पोलियो को समाप्त करने की चार मूलभूत योजनाएँ

- **नित्य टीकाकरण (Routine immunization)**
  एक वर्ष से कम आयु के सभी बच्चों को पोलियो की चार खुराक पिलाना।

- **राष्ट्रीय टीकाकरण दिवस/पल्स पोलियो टीकाकरण कार्यक्रम (National Immunization Day/Pulse Polio Immunization Programme)**
  - इन दिवसों के अंतर्गत गहन पल्स पोलियो कार्यक्रम (Intense Pulse Polio Immunization Programme) प्रस्तावित किया गया।
  - इस कार्यक्रम के अंतर्गत कार्य को देखने के लिए एक सुपरवाइजर की नियुक्ति की गई ताकि कोई भी बच्चा इसके लाभ से छूटे ना।

- **Acute flaccid paralysis की निगरानी (Surveillance of Acute flaccid paralysis)**—Polio virus के स्थानांतरण कर सकने वाले सभी श्रोतों को पहचानना।

इसकी निगरानी एवं रोकथाम के लिए निम्नलिखित कदम उठाये गए हैं—

- Reporting unit की स्थापना एवं देखरेख करना।
- AFP केस का नोटिफिकेशन करना।
- FP केस की जाँच एवं परीक्षण करना।
- मल के सेम्पल को इकट्ठा कर जाँच के लिए भेजना।
- प्रकोप प्रतिक्रिया टीकाकरण। (Outbreak response immunization)
- सक्रिय केस की समुदाय में खोज करना।
- 60 दिन तक फौलो—अप परीक्षण करना।
- केस की दिशा पर नजर रखना तथा नोटिफिकेशन करना।
- गणना प्रबंधन एवं समीक्षा करना। (Data management and analysis)
- केस वर्गीकरण करना। (Case classification)
- फीडबैक लेना। (Feedback)

- **घर—घर पहुँचकर गहन टीकाकरण कार्यक्रम द्वारा निपटारा करना (Conduct extensive house to house immunization mopping up campaigns)**

  इसके अंतर्गत घर—घर पहुँचकर पाँच वर्ष की आयु से कम आयु के बच्चों को पोलियो की खुराक पिलाना तथा कोई बच्चा छूटे न एवं पोलियो का सफाया किया जा सके।

- **Expanded program in immunization**
  - यह कार्यक्रम वर्ष 1978 में भारत सरकार द्वारा शुरू किया गया था।
  - इस कार्यक्रम का मुख्य उद्देश्य था टीकाकरण द्वारा नियंत्रित किए जा सकने वाले रोगों द्वारा उत्पन्न मृत्यु दर एवं रोग दर को कम करना तथा टीके (Vaccine) के निर्माण में स्वावलंबी बनना।
  - टीकाकरण की इन सेवाओं को अन्य कार्यक्रमों के साथ संलग्न किया जैसे मातृ एवं शिशु स्वास्थ्य केन्द्र (MCH centre), प्राथमिक स्वास्थ्य केन्द्र, हॉस्पिटल, क्लीनिक आदि।
  - इस कार्यक्रम का लक्ष्य था बच्चों में सौ प्रतिशत टीकाकरण करना।

प्रश्न   **Revised National Tuberculosis Control Programme.**

उत्तर   **Revised National Tuberculosis Control Programme.**

- 1962 में भारत सरकार नें National Tuberculosis Programme (NTP) शुरू किया।
- 1992 में भारत सरकार, WHO एवं विश्व बैंक ने मिलकर NTP को संशोधित (Revise) किया तथा इसे Revised National Tuberculosis Control Programme कहा गया।

RNTCP की विशेषताएँ (Feature of RNTCP)

- प्राथमिक स्वास्थ्य सेवाओं के सहयोग से Short course chemotherapy द्वारा 85 प्रतिशत इलाज दर (संक्रामक रोगों में) हासिल करना।

- गुणवत्ता Sputum की सूक्ष्म जाँच (Microscopy) द्वारा 70 प्रतिशत तक केस का पता लगाना।
- गैर–सरकारी संगठन (NGO), स्वास्थ्य शिक्षा एवं बेहतर अनुसंधान की तकनीक का प्रयोग करना।

संगठन (Organization)

1. राज्य Tuberculosis कार्यालय (State Tuberculosis Office) → राज्य Tuberculosis अधिकारी (State Tuberculosis Officer)

2. राज्य Tuberculosis प्रशिक्षण केंद्र (State Tuberculosis Training Centre) → निर्देशक (Director)

3. जिला Tuberculosis केन्द्र → जिला Tuberculosis अधिकारी (District Tuberculosis Officer)

4. Tuberculosis इकाई (Tuberculosis unit) → चिकित्सा अधिकारी (Medical officer)
   → उच्च उपचार पर्यवेक्षक (Senior treatment supervisor)
   → उच्च लैब पर्यवेक्षक (Senior TB lab supervisor)

5. सूक्ष्मदर्शी केन्द्र (Microscopy centre)

6. उपचार केन्द्र (Treatment centre)

7. DOTS देने वाले (DOTS provider)

DOTS थेरेपी (DOTS therapy)

Direct observed therapy–short term (DOTS) को Tuberculosis रोग के गहनता की अवस्था (Intensive phase) में रोगी को प्रत्यक्ष अवलोकन (Direct observation) में दिया जाता हैं। इसके दो लाभ होते हैं–

1. पर्यवेक्षण उपचार (Supervised treatment)
2. समुदाय आधारित देखभाल एवं सहयोग (Community based care and support)

DOTS के तीन महत्वपूर्ण घटक (These important components of DOTS)

- उचित चिकित्सकीय उपचार (Appropriate medical treatment)
- पर्यवेक्षण एवं प्रोत्साहन (Supervision and motivation)
- रोग की अवस्था की मॉनिटरिंग (Monitoring of diseases status)

- DOTS को कोई भी प्रशिक्षित व्यक्ति दे सकता है। इसे मुख्यतः ANM, MPW, ASHA, या DOTS Agents आदि, रोगी को अपनी निगरानी में देते हैं।
- यदि रोगी यह उपचार पूरा करता है, तो उसे 150 रूपये मानदंड के रूप में दिए जाते है।
- DOTS की आपूर्ति प्रत्येक रोगी के अनुसार डब्बों में की जाती है। इसमें Blister pack होता है। गहन अवस्था में एक दिन की दवा एक पैक में होती है।
- Continuous phase में एक Blister pack में एक सप्ताह की दवा होती है।

अन्य RNTCP के कार्यक्षेत्र (Other field of RNTCP)

वयस्क Tuberculosis के अलावा भी RNTCP कई क्षेत्रों में प्रसार कर रहा है। यह क्षेत्र हैं–

- **Drug resistance surveillance (DRS):** दवाई के प्रति Tuberculosis के जीवाणु की बढ़ती या घटती प्रतिरोधक क्षमता का ऑकलन (Assessment) करने के लिए इस क्षेत्र का निर्माण किया गया है।
- **Pediatric Tuberculosis:** इसके अंतर्गत बच्चों के Tuberculosis के निदान एवं उपचार से संबंधित दिशानिर्देश निकाले गए हैं। इसमें औषधि बच्चे के वजन के अनुसार दी जाती है।
- **TB-HIV coordination:** HIV से संक्रमित व्यक्ति में TB का खतरा अधिक बढ़ जाता है। National AIDS Control Programme के साथ मिलकर RNTCP ने एक Joint action plan बनाया है जिसका उद्देश्य है HIV से संक्रमित लोगों में TB से होने वाली मृत्यु को रोकना।

प्रश्न **National AIDS Control Programme**

उत्तर **National AIDS Control Programme**

- यह कार्यक्रम सन् 1987 में चालू किया गया।
- इस कार्यक्रम के अंतर्गत भारत सरकार ने National AIDS Control Organization (NACO) के एक अलग संभाग के रूप में स्थापित किया, जो कि National AIDS Control Programme के कार्य एवं प्रगति को Monitor कर सके।

उद्देश्य (Aim)

- HIV के प्रसारण (Transmission) पर रोकथाम
- HIV संक्रमण से संबंधित मृत्युदर एवं रोगदर को कम करना।
- HIV संक्रमण के कारण होने वाले सामाजिक एवं आर्थिक प्रभाव को कम करना।

कार्यक्रम के घटक (Component of programme)

- पूरे देश को कवर करने के लिए निगरानी केन्द्रो (Surveillance centre) की स्थापना करना।
- उच्च जोखिम ग्रुप (High risk group) का पता लगाना तथा उनकी screening करना।
- पता लगाए गए केस के प्रबंधन के लिए विशेष दिशानिर्देश (Specific guideline) जारी करना तथा फौलो–अप करना।
- Blood bank, Blood donor, Blood product बनाने वाले, तथा Diagnosis unit के लिए दिशानिर्देश बनाना।
- जानकारी, शिक्षा एवं संचार (IEC) के कार्य में Mass media एवं अनुसंधान (Research) के कार्य का सहारा लेकर इस रोग के व्यक्तिगत एवं सामाजिक प्रभाव को कम करना।
- यौन रोग (Sexually transmitted diseases) को नियंत्रित करना।
- काँडोम कार्यक्रम का संचालन एवं प्रसार करना।

कार्यक्रम की चार अवस्थाएँ (Four Stages of programme)

1. उच्च जाखिम ग्रुप (High risk group) में नए संक्रमण की रोकथाम करना।
2. HIV/AIDS से ग्रस्त लोगों की बड़ी संख्या को अच्छी देखभाल, सहयोग एवं उपचार प्रदान करना।
3. राष्ट्रीय, राज्य एवं जिला स्तर पर रोकथाम, देखभाल, सहयोग, रोकथाम एवं उपचार के लिए ढाँचे (Infrastructure) एवं मानव संसाधन को मजबूत करना।
4. जानकारी प्रबंधन तंत्र (Information management system) को मजबूत बनाना।

प्रश्न   **National AIDS Prevention and Control Policy.**
उत्तर   **National AIDS Prevention and Control Policy.**

- यह April 2002 में स्वीकार की गई।

उद्देश्य

संक्रामक रोग के प्रभाव को कम करना तथा साल 2007 तक AIDS के प्रसारण को शून्य करना।

कार्य

- रक्त सुरक्षा कार्यक्रम (Blood safety programme)
- काउसिलिंग एवं HIV का परीक्षण (Counseling and HIV testing)
- यौन रोग नियंत्रण कार्यक्रम (STD control programme)
- काँण्डोम का प्रचार (Condom promotion)
- HIV निगरानी (HIV Surveillance)
- HIV प्रहरी निगरानी (HIV Sentinel surveillance)

- व्यावहारिक निगरानी (Behavioral surveillance)
- व्यावहारिक निगरानी सर्वे (Behavioral surveillance survey)
- लक्ष्य हस्तक्षेप (Targeted intervention)
- स्कूल AIDS शिक्षण कार्यक्रम (School AIDS education programme)
- जानकारी, शिक्षण एवं सूचना एवं सामाजिक बदलाव (Information education and communication and social mobilization)
- परिवार स्वास्थ्य जागरूकता अभियान (Family health awareness campaign)
- Anti-Retroviral उपचार (Treatment)

प्रश्न   **National Rural Health Mission.**

उत्तर   **National Rural Health Mission.**

- 5 April 2005 में भारत सरकार ने इस कार्यक्रम की शुरूआत की।
- इस कार्यक्रम की शुरूआत, आर्थिक एवं सामाजिक विकास में स्वास्थ्य के महत्व एवं गुणवत्ता जीवनशैली के लिए की गई।

उद्देश्य (Aim)

- सुलभ, वहन करने योग्य, जिम्मेदार, प्रभावी एवं विश्वास योग्य प्राथमिक स्वास्थ्य देखभाल प्रदान करना।
- ASHA (Accredited Social Health Activist) की नियुक्ति कर ग्रामीण स्वास्थ्य देखभाल (Rural health care) के भेद को समाप्त करना।

कार्य विधि (Plan of Action)

- ASHA कैडर (Cadre) का निर्माण करना।
- उपकेन्द्र को निम्नलिखित रूप से मजबूत बनाना–
  - जरूरी allopathic एवं AYUSH दवाओं की आपूर्ति।
  - बहुउद्देशीय कार्यकर्ता या अतिरिक्त ANM का प्रावधान (यदि आवश्यकता है तो), नए उपकेन्द्र की अनुमति तथा वर्तमान उपकेन्द्र को अपग्रेड करना।
  - सभी 18 राज्यों में उपकेन्द्र को 10000 रूपये प्रति वर्ष के फण्ड से मजबूती प्रदान करना।
- प्राथमिक स्वास्थ्य केन्द्र (PHC) को निम्नलिखित रूप से मजबूत करना–
  - निरंतर आवश्यक दवाओं की आपूर्ति।
  - 50 प्रतिशत PHC में 24 घंटे सेवाएँ उपलब्ध कराने का प्रावधान जिसमें एक AYUSH चिकित्सक भी शामिल हो।
  - उपचार के लिए दिशानिर्देश मापदण्डों का पालन।
  - जरूरत होने पर PHC में दूसरे डॉक्टर की भी नियुक्ति करना तथा PHC को 24 घंटे रेफरल सेवाएँ प्रदान करने के लिए अपग्रेड करना।

- चल रहे संक्रामक रोग नियंत्रण कार्यक्रम एवं अन्य कार्यक्रमों को सुदृढ़ बनाना।
- सामुदायिक स्वास्थ्य केन्द्र (CHC) को प्रथम रेफरल केयर प्रदान करने के लिए निम्नलिखित रूप से सुदृढ़ बनाना–
    - सभी CHC का 24 घंटे रेफरल इकाई की तरह संचालन करना।
    - नए "Indian Public Health Standards" का codification करना।
    - नए ढाँचे (Infrastructure), स्टाफ, उपकरण, प्रबंधन आदि के लिए मापदंड स्थापित करना।
    - अस्पताल प्रबंधन के लिए रोगी कल्याण समिति का प्रचार करना।
    - स्वास्थ्य सेवा एवं मूल्य (Cost) के स्तर को विकसित करना।

NRHM द्वारा हासिल किए जाने वाले लक्ष्य (Goals to be achieved by NRHM)

- ग्रामीण स्तर पर प्रशिक्षित सामुदायिक कार्यकर्ता की उपलब्धि, जिसके पास दवाई का किट हो।
- माँ एवं शिशु स्वास्थ्य संबंधी कार्यक्रम (जैसे टीकाकरण, पोषण, गर्भावस्था की जाँच) के लिए आँगनबाड़ी पर एक दिन का निर्धारण करना जो महीने या हफ्ते के किसी भी दिन हो सकता है।
- उपकेन्द्र एवं अस्पताल स्तर पर Generic दवाओं की उपलब्धता।
- PHC/CHC स्तर पर डॉक्टर, दवा एवं गुणवत्ता सेवाओं की अनवार्य उपलब्धता एवं अच्छे अस्पताल द्वारा देखभाल सुनिश्चित करना।
- सार्वभौमिक टीकाकरण (Universal Immunization) तक सबकी पहुँच रखना।
- संस्थागत प्रसव के लिए बेहतर सुविधाएँ उपलब्ध कराना।
- जननी सुरक्षा योजना को सब तक पहुँचाना।
- घर में शौचालय का प्रावधान।
- जिला स्तर पर सचल चिकित्सा इकाई (Mobile medical unit) की सेवाएँ उपलब्ध कराना।

प्रश्न **Reproductive and Child Health Programme (RCH).**

उत्तर **परिभाषा (Definition)**

RCH से अर्थ व्यक्ति की उस क्षमता में है जब वह–

- प्रजनन एवं अपनी उत्पादकता (Fertility) पर नियंत्रण करें।
- स्त्री गर्भावस्था से गुजर सकें तथा बच्चे को सुरक्षित ढंग से जन्म दें।
- गर्भावस्था का परिणाम माँ एवं बच्चे के उत्तरजीविता (Survival) एवं स्वास्थ्य में सफल रहे।
- दम्पति बिना गर्भावस्था के भय एवं यौन संक्रमण के भय के यौन संबंध बना सकें।

RCH Phase I

RCH Phase I के घटक (Component)

परिवार नियोजन (Family Planning)	उत्तरजीवित बच्चा एवं सुरक्षित मातृत्व (Child Survival and safe motherhood)
स्वास्थ्य सेवाओं तक उपभोक्ता की पहुँच (Client approach to health care)	RTI/STD/AIDS से रोकथाम एवं प्रबंधन (Prevention/management of RTI/STD/AIDS)

RCH Phase I की सेवाएँ (Services)

- आवश्यक प्रसव देखभाल (Essential obstetric care)
- आपातकाल प्रसव देखभाल (Emergency obstetric care)
- 24 घंटे प्रसव सेवाओं की PHC/CHC में उपलब्धि (Availability of 24-hour delivery services at PHC/CHC)
- चिकित्सकीय गर्भपात (Medical termination of pregnancy)
- प्रजनन तंत्र संक्रमण एवं यौन रोग संक्रमण का नियंत्रण करना (Control of reproductive tract infection (RTI) and sexually transmitted Disease (STD)
- टीककरण (Immunization)
- दवा एवं उपकरण किट (Drug and equipment kit)
- आवश्यक शिशु देखभाल (Essential newborn care)
- Oral rehydration therapy (ORT)
- Acute respiratory diseases नियंत्रण
- बच्चों में विटामिन 'ए' की कमी का नियंत्रण एवं रोकथाम करना (Prevention and control of vitamin A deficiency in children)
- बच्चों में एनीमिया का नियंत्रण एवं रोकथाम (Prevention and control of anemia in children)

RCH Phase II

इस Phase की शुयआत 1st April 2005 में हुई।

उद्देश्य (Aim)

मातृत्व एवं शिशु मृत्यु दर को कम करना विशेषकर ग्रामीण स्वास्थ्य देखभाल पर बल देकर।

RCH-II की योजना

- **आवश्यक प्रसव देखभाल (Essential obstetric care)**
  - संस्थागत प्रसव (Institutional delivery)
  - प्रसव के समय कुशल व्यक्ति की उपस्थिति (Skilled personnel attendance at delivery)
- **आपातकाल प्रसव देखभाल (Emergency obstetric care)**
  - संचालित प्रथम रेफरल इकाई (Operationalising first referral unit)
  - PHC एवं CHC में 24 घंटे प्रसव सेवाओं का संचालन (Operationalising PHC/CHC for round the clock delivery services)
- रेफरल प्रणाली को मजबूत करना। (Strengthening referral system)

प्रश्न　National Mental Health Programme.

　　　　(राष्ट्रीय मानसिक स्वास्थ्य कार्यक्रम)

उत्तर　**National Mental Health Programme. (राष्ट्रीय मानसिक स्वास्थ्य कार्यक्रम)**

- इस कार्यक्रम को सन् 1982 में शुरू किया गया।
- इस कार्यक्रम के अंतर्गत यह सुनिश्चित किया गया कि समाज के सभी लोगों को मानसिक स्वास्थ्य सेवाएँ उपलब्ध हो सकें।

उद्देश्य (Aim)

- मानसिक एवं तांत्रिक तंत्र (Neurology) विकार एवं इससे संबंधित विकलांगता (Disability) की रोकथाम एवं उपचार करना।
- सामान्य स्वास्थ्य सेवाओं को सुधारने के लिए मानसिक स्वास्थ्य तकनीक का उपयोग करना।
- जीवन की गुणवत्ता में सुधार लाने के लिए मानसिक स्वास्थ्य सिद्धांतों का उपयोग करना।

विकल्प (Objective)

- सभी व्यक्तियों को सुलभ एवं उनकी पहुँच में मानसिक स्वास्थ्य सेवाएँ उपलब्ध कराना।
- मानसिक स्वास्थ्य ज्ञान को सामाजिक स्वास्थ्य देखभाल एवं सामाजिक विकास के क्षेत्र में प्रयोग करना।
- मानसिक स्वास्थ्य सेवाओं के विकास में समुदाय की सहभागिता (Community Participation) को बढ़ाना।
- समुदाय को स्वावलंबी बनाने के लिए प्रयास करना।

कार्यक्रम की योजनाएँ (Programme strategies)

- प्राथमिक स्वास्थ्य देखभाल एवं मानसिक स्वास्थ्य का एकीकरण (Integration) करना।
- मानसिक रोग के उपचार के लिए तृतीय श्रेणी संस्थान का प्रावधान।
- मानसिक रोग एवं मानसिक रोगी से जुड़े कलंक (Stigma) को समाप्त करना।
- मानसिक रोगी के अधिकारों को केन्द्रीय एवं राज्य मानसिक स्वास्थ्य प्राधिकरण द्वारा सुरक्षित रखना।

जिला मानसिक स्वास्थ्य कार्यक्रम के घटक (District mental health programme component)

- मानसिक स्वास्थ्य टीम के सदस्यों को एक अच्छे एवं मान्य संस्था द्वारा प्रशिक्षण प्रदान करना।
- जन–शिक्षा अभियान चलाना ताकि मानसिक रोगों की जागरूकता बढ़े तथा उससे संबंधित कलंक घट सके।
- मानसिक रोग के शीघ्र निदान एवं उपचार (Early detection and treatment) के लिए OPD एवं IPD सेवाएँ उपलब्ध कराना।

- मानसिक रोग संबंधित डाटा (Data) संग्रहित कर राज्य एवं केन्द्र स्तर पर नियोजन (Planning) के लिए भेजना।

प्रश्न   Integrated Child Development Scheme (ICDS).

उत्तर   Integrated Child Development Scheme (ICDS).

- इस कार्यक्रम की शुरूआत वर्ष 1975 में हुई तथा इसका विस्तार 1982 में किया गया।
- इस कार्यक्रम का संचालन आँगनबाड़ी केन्द्र द्वारा किया जाता है।
- ग्रामीण एवं शहरी क्षेत्र में प्रत्येक 1000 जनसंख्या पर आँगनबाडी तथा जनजाति क्षेत्र (Tribal area) में प्रत्येक 700 जनसंख्या पर एक आँगनबाडी की स्थापना की गई।

उद्देश्य / Objectives—

- 0–6 वर्ष की आयु के बच्चों का पोषण एवं स्वास्थ्य स्तर सुधारना।
- बच्चों में उचित शारीरिक, मानसिक एवं सामाजिक विकास की नींव रखना।
- मृत्युदर, रोगदर, कुपोषण तथा स्कूल छोड़ने की दर को घटाना।
- बच्चों के विकास के लिए कार्य करने वाले संस्थानों में प्रभावी सहयोग (Co-operation) एवं समन्वय (Co-ordination) को बढ़ावा देना।
- उचित पोषण एवं स्वास्थ्य शिक्षा द्वारा माँ की क्षमता बढ़ाना तथा बच्चे की पोषण आवश्यकताओं को पूरा करना।

ICDS के अंतर्गत सेवाएँ (Services in ICDS)

- अतिरिक्त पोषण (Supplementary nutrition)
  यह पोषण 6 वर्ष से कम आयु के बच्चे तथा गर्भवती एवं दूध पिलाने वाली महिलाओं को दिया जाता है जो निम्न आर्थिक समूह से संबंध रखती है।
  अतिरिक्त पोषण द्वारा पूरे किए जाने वाले उद्देश्य हैं–
    - कुपोषित बच्चों को 600 केलोरी एवं 16–20 ग्राम प्रोटीन दिया जाए।
    - गर्भवती एवं दूध पिलाने वाली माँ को 500 कैलेरी तथा 20 से 25 ग्राम प्रोटीन दिया जाए।
    - 6 वर्ष की आयु के प्रत्येक बच्चे को 300 कैलेरी एवं 8–10 ग्राम प्रोटीन दिया जाए।
    - किशोर कन्याओं (Adolescent girl) को 500 केलेरी तथा 20–25 ग्राम प्रोटीन दिया जाए।
- पोषण एवं स्वास्थ्य शिक्षा देना।
- सभी बच्चों को टीके द्वारा रोक सकने वाले 6 रोगों के प्रति टीकाकरण प्रदान करना।
- नियमित स्वास्थ्य जाँच (Regular health check up)
    - गर्भवती महिलाओं की जाँच
    - प्रसवोपरान्त (Postnatal) महिला का एवं नवजात शिशु की जाँच।
    - 6 वर्ष से कम आयु के बच्चे की जाँच।

- अनऔपचारिक शिक्षा जो स्कूल में प्रवेश से पहले दी जाती है।
- किशोर कन्याओं को स्वास्थ्य शिक्षा।

प्रश्न **The Employees State Insurance Act (1948)**

उत्तर कर्मचारी राज्य बीमा अधिनियम 1948

- यह Act 1948 में पारित किया गया था एवं सन् 1975, 1984, 1989 में इसे संसोधित किया गया।
- यह व्यावसायिक कर्मचारियों (Industrial worker) को पैसे एवं स्वास्थ्य लाभ प्राप्त करने का अधिकार प्रदान करता है।

Scope of ESI Act (ESI Act का विस्तार)

यह अधिनियम कुछ सीमित कार्यक्षेत्रों में ही लागू किया जा सकता है। यह क्षेत्र हैं–

- होटल या रेस्तराँ
- सिनेमा या थियेटर
- कम उर्जा उपयोग करने वाली फैक्टरी जिसमें 10–19 व्यक्ति कार्यरत हों या बिना ऊर्जा प्रयोग फैक्टरी जिसमें 20 से अधिक व्यक्ति कार्यरत हों।
- दुकान
- सड़क–वाहन परिवहन दफ्तर
- अखबार दफ्तर

प्रशासन (Administration)

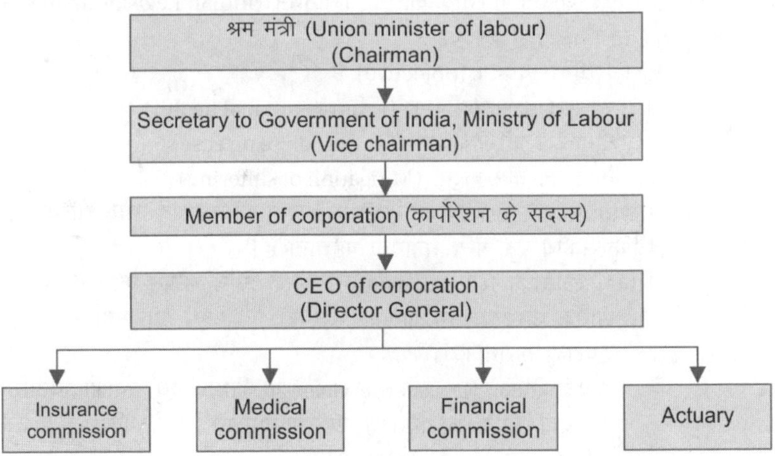

आर्थिक प्रबंधन (Finance)

- इस व्यवस्था में मालिक (Employer), कार्यकर्ता (Employee) तथा केंन्द्रीय एवं राज्य सरकार द्वारा अनुदान दिया जाता है।

कार्यकर्ता को लाभ (Benefit to Employee)

* **चिकित्सा लाभ (Medical benefit)**—पूरी चिकित्सा देखभाल का खर्च जिसमें अस्पताल में भर्ती होना, दवा, विशेष सेवाएँ, जाँच एवं परीक्षण, प्रसव सेवाएँ, टीकाकरण, परिवार नियोजन, आपातकालीन सेवाएँ आदि की सुविधा मुफ्त में प्रदान की जाती है।
* **बीमारी लाभ (Sickness benefit)**—बीमारी की हालत में बीमा किए हुए व्यक्ति को समयकालिक (Periodic) पैसे का भुगतान (Cash payment)।
* **मातृत्व लाभ (Maternity benefit)**—गर्भपात, गर्भावस्था से संबंधित रोग, Premature जन्म के केस में वेतन सहित छुट्टी का प्रावधान।
* **विकलांगता लाभ (Disablement benefit)**—स्थायी या अस्थायी विकलांगता में मुफ्त चिकित्सा उपचार एवं पैसा देने का प्रावधान।
* **आश्रित लाभ (Dependent benefit)**—यदि कार्य संबंधी क्षति के कारण मृत्यु होती है तो उसके आश्रित को नियतकालिक पेंशन मिलने का प्रावधान।
* **अंत्येष्टि खर्च (Funeral expenses)**—यह कार्यकर्ता की मृत्यु पर उसकी अंत्येष्टि के खर्च से संबंधित है, जो कि 2500 रूपये से अधिक न हो।
* **पुर्नवासन (Rehabilitation)**—इसमें व्यक्ति को प्रतिमाह 10 रूपये के खर्च पर चिकित्सकीय उपचार प्रदान किया जाता है तथा उसके परिवार को भी।

प्रश्न   भारतीय रेड क्रास (Indian Red cross)

उत्तर   भारतीय रेड क्रास (Indian Red cross)

* इसकी स्थापना भारतीय कानून अधिनियम (Indian Legislature Act) के अंतर्गत 1920 में की गई।
* इसके तीन उद्देश्य (objective) हैं–
  1. स्वास्थ्य में सुधार लाना (Improvement of health)
  2. बीमारियों की रोकथाम (Prevention of disease)
  3. कष्ट को कम करना (Mitigation of suffering)
* मुख्यतः Red Cross का कार्य युद्ध के दौरान सैनिकों एवं उनके परिवार को चिकित्सकीय एवं अन्य सहायता पहुँचाना है।
* लेकिन शान्तिकाल (Peace time) में इसके निम्नलिखित कार्य हैं–
  - सैनिक अस्पताल में अखबार, संगीत एवं अन्य आरामदायक वस्तुएँ उपलब्ध कराना।
  - आपदा सेवाओं (Disaster services) के अंतर्गत दूध, दवाओं, विटामिन की दवा आदि का वितरण एवं आपदाग्रस्त लोगों की आवश्यकता अनुसार सामग्री का वितरण करना।

प्रश्न   **Trained Nurse's Association of India (TNAI).**

उत्तर   **Trained Nurse's Association of India (TNAI).**

- TNAI भारत की राष्ट्रीय व्यावसायिक नर्स एसोसिएशन (National Professional Association of Nurses) है।
- इसकी स्थापना एवं वर्तमान नामकरण 1922 में किया गया। पर इसकी असली स्थापना 1905 में लखनऊ में हुई थी।
- 1905 में इसका नाम Association of Nursing Superintendent था, जिसकी नर्स सदस्य हुआ करती थीं।
- 1908 में Trained Nurse's Association बनाने का प्रस्ताव रखा गया तथा 1909 में इसका उद्घाटन किया गया।
- 1910 में TNAI ने अपना पहला अधिकारी चुना।
- 1922 में Trained Nurse's Association एवं Association of Nursing Superintendent को TNAI के अंतर्गत सम्मिलित कर संगठित किया गया।

उद्देश्य (Purpose)

- नर्सिंग प्रोफेशन की गरिमा (Dignity) एवं सम्मान (Honour) को बनाए रखना।
- Espirit de Corps (अनेकता में एकता) की भावना को नर्सेस के बीच प्रचारित करना।
- प्रोफेशन से संबंधित मामलों से निपटने के लिए सदस्यों को सक्षम बनाना।

TNAI के कार्य (Function of TNAI)

- नर्सिंग शिक्षा को अपग्रेड करना एवं नर्सिंग Standards को बनाए रखना।
- भारत में Nurses की रहने एवं कार्य करने की परिस्थितियों में सुधार लाना।
- प्रशिक्षित Nurses का पंजीकरण (Registration) करना।
- आगे पढ़ने के लिए इच्छुक Nurses को TNAI Scholarship देना।
- पुरुष नर्स के प्रति उपस्थिति भेदभाव का हटाना।

संरचना (Structure)

- TNAI का प्रशासन Nurses काउंसिल द्वारा देखा जाता है।
- इस काउंसिल को आर्थिक कल्याण, अनुसंधान एवं वित्तीय सहायता, Standing Committee द्वारा प्रदान की जाती है।
- TNAI में पहले पूर्ण वेतन सेकरेट्री 1935 में नियुक्ति की गई।
- 1983 में सहायक सेकरेट्री की नियुक्ति की गई।

प्रकाशन (Publication)

- The Nursing Journal of India—मासिक
- Indian Nursing Yearbook

प्रश्न स्वास्थ्य सेवाओं का संगठन। (**Organization of Health Services**).

उत्तर भारत में सुविधा के कारण स्वास्थ्य संगठनों को तीन स्तरों पर विभाजित किया गया है–

1. केंद्रीय स्तर (Central Level)
2. राज्य स्तर (State Level)
3. जिला स्तर (District Level)

केंद्रीय स्तर पर स्वास्थ्य संगठन (Health Services at Central Level)

- स्वास्थ्य एवं परिवार कल्याण मंत्रालय (Ministry of Health and Family Welfare)–

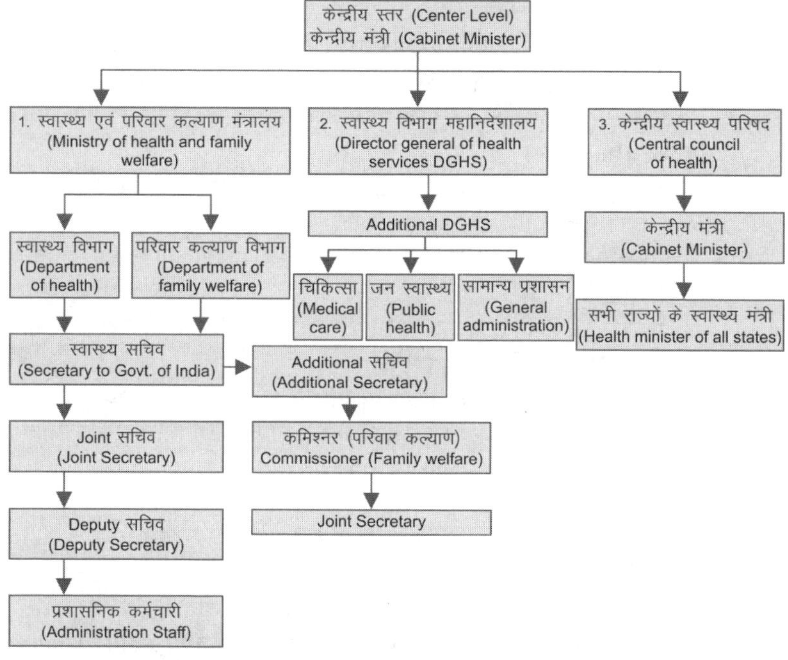

कार्य (Functions)

- संघ सूची (Union List)
  - अंतर्राष्ट्रीय स्वास्थ्य संबंध एवं प्रशासन।
  - All India Institute of Medical Science जैसे संस्थानों का प्रशासन करना।
  - अनुसंधान को प्रोत्साहित करना।
  - चिकित्सा, दंत चिकित्सा, नर्सिंग एवं फार्मेसी प्रोफेशन का विकास करना एवं उनका नियंत्रण करना।

- Drug standards की स्थापना करना एवं उनका संचालन करना।
- जनगणना (census) करना।
- Immigration एवं Emigration पर निगरानी एवं नियंत्रण रखना।
- Port Quarantine का प्रबंधन करना।
- माइन एवं तेल के क्षेत्र में कार्य कर रहे श्रमिकों पर निगरानी करना।
- स्वास्थ्य के विकास के लिए राज्य एवं अन्य मंत्रालयों में समन्वय स्थापित करना।

- **समवर्ती सूची (Concurrent List)**
  - एक इकाई से, संक्रामक रोगों के फैलाव को दूसरी जगहों पर रोकना।
  - खाद्य पदार्थों में मिलावट रोकना।
  - आर्थिक एवं सामाजिक नियोजन करना।
  - ड्रग्स एवं जहरीली दवाओं पर नियंत्रण करना।
  - आवश्यक आँकड़े इकट्ठा करना।
  - श्रमिक–कल्याण कार्य देखना।
  - जनसंख्या नियंत्रण एवं परिवार नियोजन।

- **स्वास्थ्य विभाग महानिदेशालय (Director General of health services- DGHS)**

  यह केन्द्रीय स्वास्थ्य एवं परिवार कल्याण मंत्रालय का एक सम्बद्ध कार्यालय है जो कि चिकित्सा एवं जन विभाग के कार्य को देखता है।

  कार्य (Function)
  - अंतर्राष्ट्रीय स्वास्थ्य संबंध एवं Quarantine
  - ड्रग मापदंडो का नियंत्रण
  - राष्ट्रीय चिकित्सा पुस्तकालय (National Medical Library) का प्रबंधन।
  - केन्द्रीय स्वास्थ्य शिक्षा ब्यूरो (Central Health Education Bureau) का संचालन।
  - परस्नातक प्रशिक्षण, चिकित्सा शिक्षण एवं स्वास्थ्य शिक्षा का प्रशासन एवं संचालन करना।
  - केन्द्रीय सरकार के सहयोग एवं समन्वय से राष्ट्रीय स्वास्थ्य कार्यक्रमों को सफलता पूर्वक संचालित करना।
  - चिकित्सा के क्षेत्र में अनुसंधान को प्रोत्साहित करना।

- **केन्द्रीय स्वास्थ्य परिषद (Central Council of Health)**
  - इसकी स्थापना 9 अगस्त 1952 में भारतीय संविधान के अनुच्छेद 263 के तहत राष्ट्रपति के द्वारा की गई।
  - इसका मुख्य उद्देश्य हैं: केन्द्र एवं राज्यों के बीच, स्वास्थ्य कार्यक्रमों एवं स्वास्थ्य से संबंधित उपायों के क्रियान्वयन (Implementation) के लिए समन्वय एवं सहयोग को बढ़ावा देना।

कार्य (Function)

- देश में स्वास्थ्य के विकास के लिए अभिन्यास (Layout) तैयार करना।
- चिकित्सा एवं स्वास्थ्य के क्षेत्र में कानून बनाने के लिए प्रस्ताव तैयार करना।
- चिकित्सात्मक देखभाल, वातावरण, पोषण, स्वास्थ्य शिक्षा से संबंधित नीतियों एवं प्रस्तावों पर विचार करना एवं उसकी रूपरेखा तैयार करना।
- स्वास्थ्य क्षेत्र में शिक्षण एवं प्रशिक्षण को प्रोत्साहित करना।
- राज्यों में चिकित्सा संबंधी कार्य के लिए अनुदान एवं वित्तीय सहायता प्राप्त करने के लिए प्रस्ताव तैयार करना।
- अनुदान एवं वित्तीय सहायता द्वारा चलाए गए कार्यक्रमों की नियमित रूप से समीक्षा करना।
- राज्य एवं केन्द्र में स्वास्थ्य प्रशासन में सहयोग एवं बेहतर कार्यों हेतु आवश्यक संगठनो की स्थापना करना।

- **राज्य स्तर पर स्वास्थ्य संगठन (Health Organization at State Level)**

संरचना (Organization)

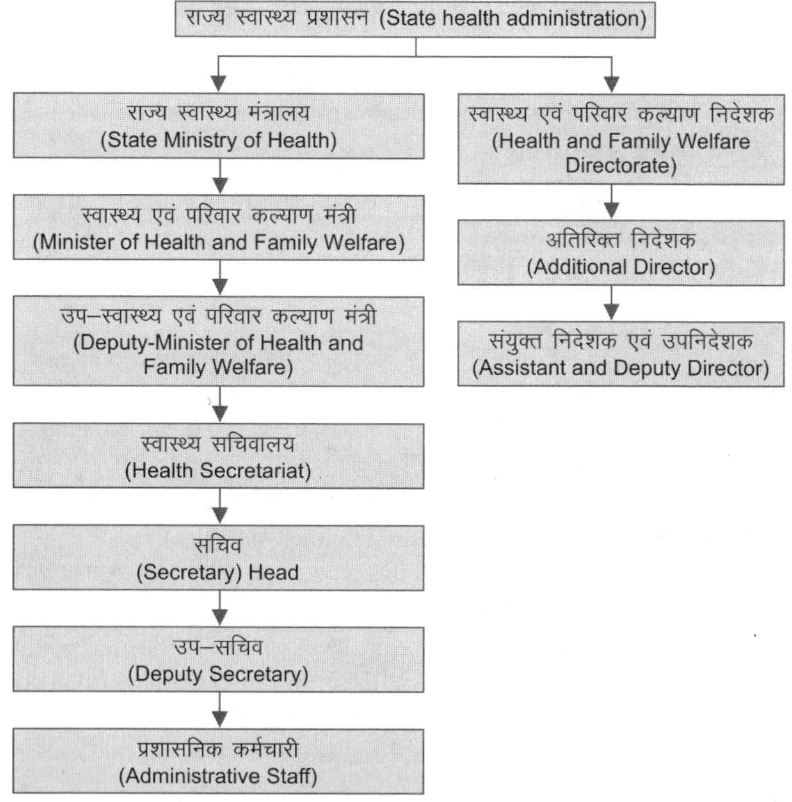

राज्य स्वास्थ्य निदेशालय के कार्य (Function of State Health Directorate)

- राज्य में सभी को स्वास्थ्य सेवाए प्रदान करना।
- राज्य में स्वास्थ्य सेवाओं का नियोजन करना।
- खाने में मिलावट को रोकना तथा खाद्य पदार्थों की स्वच्छता पर नियंत्रण रखना।
- राष्ट्रीय स्वास्थ्य कार्यक्रमों को लागू एवं संचालित करना तथा समय–समय पर उनकी समीक्षा एवं मूल्यांकन करना।
- आवश्यक आँकड़ो (Vital statistics) का एकत्रीकरण करना।
- प्रजनन एवं बाल सेवाओं (Reproductive and child health) को बढ़ावा देना।
- पोषण कार्यक्रमों को प्रोत्साहित करना।
- स्वास्थ्य शिक्षा द्वारा जागरूकता उत्पन्न करना।
- स्वास्थ्य कर्मियों को नियमित (Regular) एवं निरंतर (Continuous) प्रशिक्षण देना।
- ग्रामीण एवं शहरी स्वास्थ्य सेवाओं का प्रशासनिक नियंत्रण करना।
- केन्द्र तथा राज्य स्वास्थ्य मंत्रालय द्वारा जारी किए निर्देशों का पालन करना।

जिला स्तर पर स्वास्थ्य सेवाओं का संगठन (Health Organization at District Level)

संरचना (Structure)

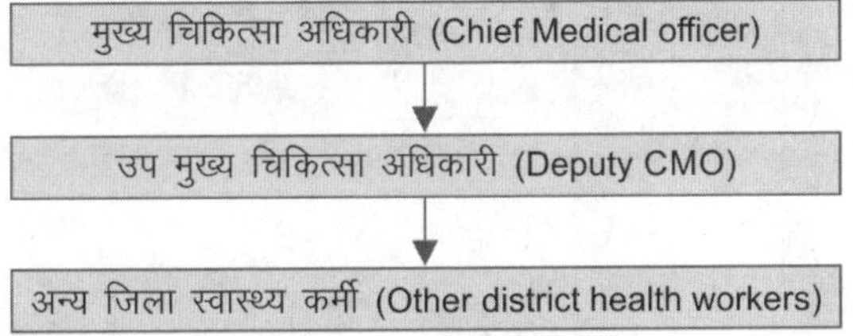

प्रश्न भारत में स्वास्थ्य सेवा प्रणाली के बारे में लिखें।
(Write about health services system in India)

उत्तर भारत में स्वास्थ्य सेवा प्रणाली (Health Care System in India)

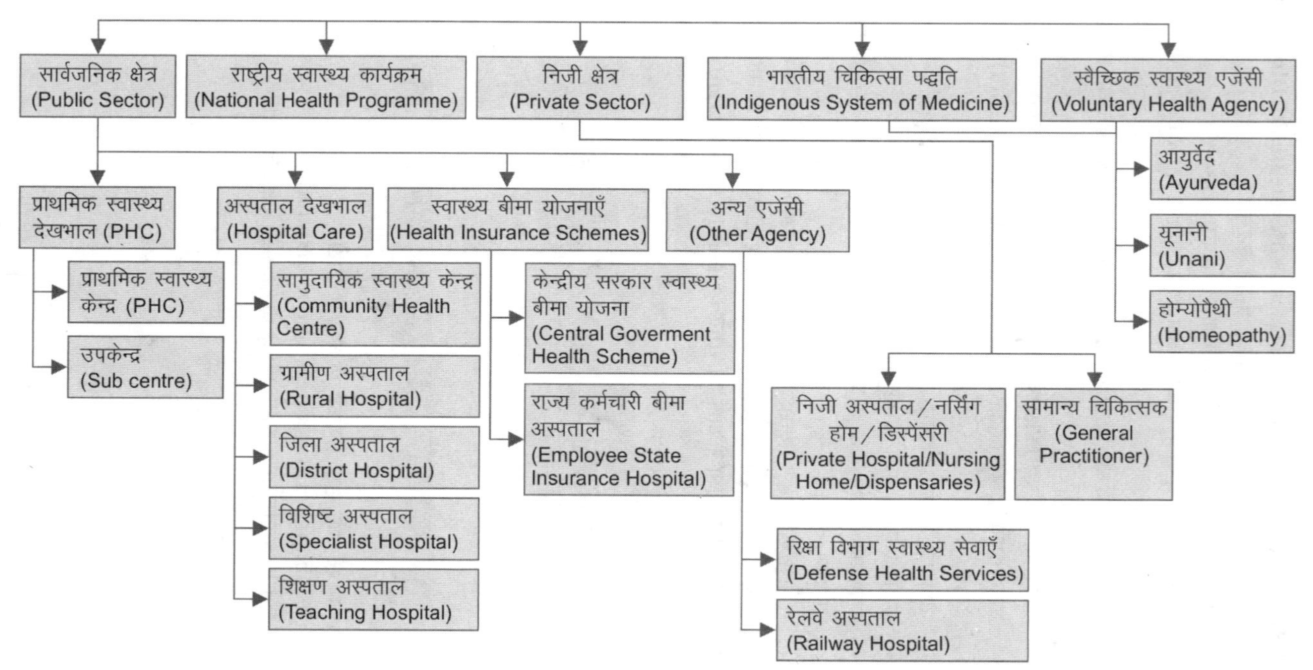
सार्वजनिक क्षेत्र (Public Sector)
राष्ट्रीय स्वास्थ्य कार्यक्रम (National Health Programme)
निजी क्षेत्र (Private Sector)
भारतीय चिकित्सा पद्धति (Indigenous System of Medicine)
स्वैच्छिक स्वास्थ्य एजेंसी (Voluntary Health Agency)
आयुर्वेद (Ayurveda)
यूनानी (Unani)
होम्योपैथी (Homeopathy)
प्राथमिक स्वास्थ्य देखभाल (PHC)
प्राथमिक स्वास्थ्य केन्द्र (PHC)
उपकेन्द्र (Sub centre)
अस्पताल देखभाल (Hospital Care)
सामुदायिक स्वास्थ्य केन्द्र (Community Health Centre)
ग्रामीण अस्पताल (Rural Hospital)
जिला अस्पताल (District Hospital)
विशिष्ट अस्पताल (Specialist Hospital)
शिक्षण अस्पताल (Teaching Hospital)
स्वास्थ्य बीमा योजनाएँ (Health Insurance Schemes)
केन्द्रीय सरकार स्वास्थ्य बीमा योजना (Central Goverment Health Scheme)
राज्य कर्मचारी बीमा अस्पताल (Employee State Insurance Hospital)
अन्य एजेंसी (Other Agency)
निजी अस्पताल/नर्सिंग होम/डिस्पेंसरी (Private Hospital/Nursing Home/Dispensaries)
सामान्य चिकित्सक (General Practitioner)
रिक्षा विभाग स्वास्थ्य सेवाएँ (Defense Health Services)
रेलवे अस्पताल (Railway Hospital)

प्रश्न भारत में जनसंख्या विस्फोट के कारण। (Causes of Population Explesion in India)

उत्तर भारत में जनसंख्या विस्फोट के कारण (Causes of Population Explesion in India)

- **भौतिक कारक (Physical Factors)**
  - उष्म एवं गरम जलवायु (Dry and hot climate)
  - आवास की समस्या (Housing problem)
- **सामाजिक कारक (Social Factors)**
  - बाल विवाह (Child Marriage)
  - बहु विवाह (Polygamy/Polyandry)
  - संयुक्त परिवार (Joint Family)
  - मनोरंजन साधनों का अभाव (Deficiency of recreational activities)
  - गरीबी (Poverty)
  - बेरोजगारी (Unemployment)
  - विवाह की अनिवार्यता (Compulsory marriage)
  - धार्मिक एवं सांस्कृतिक कुप्रथाएँ (Religious and Cultural ill-customs)
  - अशिक्षा (Illiteracy)
  - स्त्रियों की निम्नदिशा (Low status of female)
  - आर्थिक स्तर में बढ़ोत्तरी (Improved economic status)
- **चिकित्सकीय कारक (Medical Factors)**
  - चिकित्सा एवं स्वास्थ्य सेवाओं में सुधार एवं वृद्धि (Improved and developed health facilities)
  - महामारी एवं संक्रमण पर नियंत्रण (Control of epidemic and communicable disease)
  - स्वास्थ्य के प्रति जागरूकता (Health awareness)
  - परिवार नियोजन का कम उपयोग (Low usage of family planning)
  - अधिक शिशु मृत्यु दर (Increased infant mortality rate)
- **राजनैतिक कारक (Political Factors)**
  - पड़ोसी देशों के शरणार्थियों का अवैध निवास (Illegal migration of population from neighbour country.)
  - प्रवासीय भारतीयों की वापसी (Return of NRI's)
  - जनसंख्या नियंत्रण में सरकार का अप्रभावी रवैया (Ineffective nature of government towards population control)

जनसंख्या विस्फोट के कुप्रभाव (Ill effects of population explosion)

* गरीबी का बढ़ना।
* सामाजिक स्तरीकरण का बढ़ना।
* बेरोजगारी।
* खाद्य आपूर्ति का अभाव।
* महामारी एवं संक्रमण रोग फैलना।
* अपराध का बढ़ना।
* जरूरत एवं आपूर्ति में असमानता।
* महँगाई।
* विकास दर धीमी होना।
* देष की अर्थ व्यवस्था का लड़खडाना।
* प्रति व्यक्ति आय का निम्न स्तर होना।
* प्रदूषण बढ़ना।
* रहन–सहन के स्तर में गिरावट।
* व्यावहारिक समस्याओं का जन्म।

प्रश्न सामुदायिक स्वास्थ्य नर्स के कार्य को विस्तार से लिखें।

(Write the function of a Community Health Nurse in detail)

उत्तर सामुदायिक स्वास्थ्य नर्स के कार्य निम्नलिखित होते है–

* **प्राथमिक स्वास्थ्य देखभाल कार्य (Primary health care function)—** सामुदायिक स्वास्थ्य नर्स का मुख्य कार्य होता है समुदाय के लोगों को प्रत्यक्ष (direct) एवं अप्रत्यक्ष (indirect) स्वास्थ्य सेवा देना। इस कार्य को वो निम्नलिखित प्रकार से पूर्ण करती है।

  - **आँकलन (Assessment)**
    ○ समुदाय की स्वास्थ्य संबंधी जानकारी इकट्ठा करना।
    ○ स्वास्थ्य समस्याओं का पता लगाना
    ○ स्वास्थ्य समस्याओं के निवारण के लिए उपलब्ध संसाधनों एवं सेवाओं के बारे में जानकारी प्राप्त करना।
    ○ एपिडेमियोलोजिकल सर्वे (epidemiological survey) करा कर रोगों की प्रवृति (nature of disease)) को समझना।

  - **नियोजन (Planning)**
    ○ प्रत्येक व्यक्ति एवं समुदाय तक स्वास्थ्य सेवाएँ पहुँचाने की योजना बनाना।
    ○ स्वास्थ्य समूह (health team) के सदस्यों में कार्य वितरण कर सहयोग की योजना को तय करना।
    ○ विभिन्न ग्रुप (जैसे स्कूल, उद्योग, घर) आदि की जरूरतों के अनुरूप स्वास्थ्य सेवा सम्बंधी योजना बनाना।

- **पर्यवेक्षण (Supervision)**
  - ० परिवार के सदस्यों द्वारा दी जाने वाली स्वास्थ्य संबंधित मूलभूत एवं अन्य देखभाल का निरीक्षण करना।
  - ० समुदाय में नियत स्वास्थ्य कार्यकर्ताओं के काम का समय–समय पर निरीक्षण करना।
  - ० अन्य सहभागी कर्मियों (Participatory workers) के कार्य का निरीक्षण करना।
- **मूल्यांकन (Evaluation)**
  - ० सबसे पहले अपने कार्य की समीक्षा करना।
  - ० अपने सहकर्मियों एवं अधीनस्थ कर्मियों के कार्य एवं उनकी प्रगति की समीक्षा करना।
  - ० कार्य रिपोर्ट को उच्च अधिकारी को प्रेषित करना।
- **शैक्षणिक कार्य (Educational function)**
  - घर के प्रत्येक व्यक्ति एवं समुदाय को स्वास्थ्य संबंधी शिक्षा देना।
  - पर्यावरण सुधार एवं विकास संबंधित शिक्षा देना।
  - विभिन्न ग्रुप को उनकी आवश्यकतानुसार शिक्षा प्रदान करना जैसे–
    - ० स्कूल स्वास्थ्य सेवाएँ।
    - ० व्यावसायिक स्वास्थ्य सेवाएँ।
    - ० प्राथमिक चिकित्सा उपचार आदि।
  - नर्स अन्य नर्सिंग एवं स्वास्थ्य कर्मियों को भी प्रशिक्षित करती है।
  - वह अनुसंधान (research) कार्यों हेतु सर्वेक्षण, census आंकडे इकट्ठे करना आदि, में भी सहयोग प्रदान करती है।
- **समन्वय एवं सहयोग (Coordination and co-operation)**
  - वह स्वास्थ्य दल एवं अन्य लोगों के बीच सहयोग एवं समन्वय स्थापित करती है।
  - वह स्थानीय नेताओं एवं अन्य प्रभावी व्यक्तियों से स्वास्थ्य कार्य हेतु सहयोग एवं सहभागिता (participation) प्राप्त करती है।
  - सरकारी एवं गैर सरकारी स्वास्थ्य संस्थानों तथा अन्य एजेंसियों से संपर्क बनाए रखती है तथा उन्हें भी स्वास्थ्य सेवाओं में शामिल करती है।
- **प्रत्यक्ष स्वास्थ्य देखभाल का कार्य (Direct health care function)**
  - वह रोग के निदान (diagnosis) एवं उपचार (treatment) में सहायता प्रदान करती है।
  - रोगी की देखभाल में परिवार का मार्गदर्शन करती है।
  - प्राथमिक (First-aid) उपचार आदि प्रदान करती है।
  - नियमित गृह मुलाकात (home visit) पर जाती है एवं लोगों की समस्या का निदान करती है।

- अन्य कार्य (Other function)
    - रेफरल सेवाओं का उपयुक्त प्रयोग करना।
    - स्वास्थ्य कर्मियों के कार्य का आवंटन।
    - रिकार्ड एवं रिपोर्ट का रखरखाव।
    - स्वास्थ्य संस्था के संचालन में सहयोग।

प्रश्न व्यावसायिक स्वास्थ्य की परिभाषा लिखिए। व्यावसायिक स्वास्थ्य सेवा के उद्देश्य क्या हैं?

(Define occupational health. What are the aims of occupational health services)

उत्तर व्यावसायिक स्वास्थ्य (Occupational health) की परिभाषा

(WHO द्वारा दी गई परिभाषा)

सभी व्यवसायों या उद्योगों में लगे कर्मचारियों के शारीरिक एवं मानसिक स्वास्थ्य तथा सामाजिक कल्याण को उच्चतम स्तर तक प्रोत्साहित करना और कायम रखना, कर्मचारियों के कार्यों में परिस्थितिवश स्वास्थ्य में उत्पन्न होने वाले व्यवधानों को रोकना, कर्मचारियों की उनके कार्यों में स्वास्थ्य के विपरीत कारकों से उत्पन्न खतरों से सुरक्षा प्रदान करना है तथा कर्मचारी को ऐसे व्यवसायिक वातावरण में नियुक्त करना और वहीं पर कार्य करते रहने देना है जो उसके शारीरिक एवं मानसिक स्वास्थ्य के अनुकूल हो। इसे व्यवसायिक स्वास्थ्य कहते हैं।

व्यासायिक स्वास्थ्य सेवा के उद्देष्य (Aims of occupational health services?)

- श्रमिक के स्वास्थ्य एवं कार्य क्षमता को बनाए रखना एवं उसे बढावा देना।
- काम करने के वातावरण को बेहतर बनाना ताकि स्वास्थ्य एवं सुरक्षा बनी रहे।
- संघ का निर्माण करना एवं कार्य प्रणाली को स्वास्थ्य एवं सुरक्षा की दिशा में अग्रसर करना।
- एक सकारात्मक सामाजिक परिस्थिति को बढावा देना।
- श्रमिक के शारीरिक, मानसिक एवं सामाजिक स्वास्थ्य को उच्चतम स्तर तक प्रोत्साहित करना।
- व्यवसायिक कार्यों के परिणाम स्वरूप उत्पन्न होने वाले खतरों से सुरक्षा प्रदान करना।
- श्रमिकों में कार्यों से उत्पन्न स्वास्थ्य समस्याओं को रोकना।

प्रश्न व्यावसायिक रोगों की रोकथाम के क्या–क्या उपाय हैं?

(What are the different measures to prevent occupational diseases)

उत्तर व्यावसायिक रोगों की रोकथाम के उपाय निम्नलिखित है–

- **चिकित्सकीय उपाय (Medical measures)**
    - **नियुक्ति पूर्व परीक्षण:** किसी औद्योगिक संस्थान में नौकरी करने के लिए आवेदनकर्ता की चिकित्सकीय, पारिवारिक, व्यावसायिक एवं सामाजिक जानकारी ली जाती है और उसका शारीरिक परीक्षण किया जाता है

जिसमें दृष्टि, रक्त एवं मूत्र परीक्षण आदि शामिल है। उसकी शारीरिक अवस्था के अनुसार ही उसे नौकरी दी या नहीं दी जाती है।

- **नियतकालिक परीक्षण (Periodic examination):** व्यावसायिक उद्गम (origin) के बहुत से रोग महीनों और यहाँ तक कि वर्षों में विकसित होते है। इस कारण इनकी प्रारम्भिक अवस्था में पहचान नहीं हो पाती, जिससे श्रमिक को हानि पहुँचती है। इसलिए नियतकालिक परीक्षण कराने से इनकी रोकथाम की जा सकती है।

- **व्यावसायिक रोगों की देखभाल (Care of occupational diseases):** भारत में राज्य कर्मचारी बीमा योजना (Employee State Insurance Scheme) कर्मचारियों तथा साथ ही उनके परिवारों के लिए भी चिकित्सीय देखभाल उपलब्ध कराती है। फैक्ट्री में प्राथमिक उपचार उपलब्ध होना चाहिए।

- **सूचना (Notification):** Factories Act 1976 तथा Mines Act 1952 के अन्तर्गत शासन को व्यावसायिक या संदिग्ध व्यावसायिक रोगों की सूचना देनी चाहिए।

- **कार्य स्थल के वातावरण की देख–भाल (Environmental care of workplace)**—व्यावसायिक संस्थानों के प्रबन्धकों को उनके सभी वातावरणीय कारकों जैसे तापतान, प्रकाश, वैन्टिलेशन (ventilation), शोर, वायु प्रदूषण, आर्द्रता, स्वच्छता तथा कर्मचारियों को कार्य करने के लिए मिलने वाले घन फिट में स्थान पर विशेष ध्यान देना चाहिए।

- **स्वास्थ्य संबंधी शिक्षा (Health education)**—प्रत्येक श्रमिक को भर्ती करते समय या उसके कुछ समय पश्चात स्वास्थ्य शिक्षा देनी चाहिए। उद्योगों में होने वाले खतरों एवं उनसे सुरक्षा के लिए किए जाने वाले उपायों को कर्मचारियों को समझा देना चाहिए। इससे व्यावसायिक दुर्घटनाओं को रोकने में भी खास मदद मिलती है।

- अभियान्त्रिकी उपाय (Infrastructure measures)

  - **बिल्डिंग डिजाइन (Building design)**—श्रमिक के कार्य के अनुसार उपयुक्त स्थान, वातावरणीय स्वच्छता एवं अन्य आवश्यक कारकों का ध्यान में रखकर बिल्डिंग का निर्माण करना चाहिए।

  - **बिल्डिंग का रख–रखाव (Maintenance of building)**—बिल्डिंग के अंदर एवं बाहर साफ–सफाई रखना। फर्श एवं जमीन पर जमी धूल को वैक्यूम क्लीनर या भीगे कपड़े से साफ करना। बिल्डिंग में उपयुक्त प्रकाश एवं वेन्टिलेशन (Ventilation) की व्यवस्था होनी चाहिए।

  - **वेन्टिलेशन/संवातन (Ventilation)**—बिल्डिंग या फैक्ट्री के प्रत्येक कमरे में काम करने वाले एक कर्मचारी के लिए 5 वर्ग फिट वेन्टिलेशन होना चाहिए, जिससे निरंतर ताजी हवा आती रहें।

- **वैधानिक उपाय (Legislative measures)**—भारत में फैक्ट्रियों में कार्य करने वाले श्रमिकों के स्वास्थ्य, सुरक्षा एवं कल्याण के लिए निम्नलिखित कानून बनाये गये हैं जो इस प्रकार हैं–
  - फैक्ट्री अधिनियम 1948 (संसोधित–1987) [Factories Act (amendment) 1987]
  - राज्य कर्मचारी बीमा अधिनियम 1948 (संसोधित–1989) [The Employee State Insurance Act (Amendment) Act 1989]

प्रश्न व्यावसायिक स्वास्थ्य में नर्स की भूमिका।
(**Role of Nurse in Occupational Health**)

उत्तर व्यावसायिक स्वास्थ्य में नर्स की निम्नलिखित भूमिका होती हैं (Role of Nurse in Occupational Health)

- **नर्स प्रैक्टिशनर (Nurse-Practitioner)**
  - वह एक नर्स प्रैक्टिशनर की भूमिका निभाती है तथा श्रमिकों के व्यक्तिगत स्वास्थ्य का आँकलन एवं कार्य से संबंधित स्वास्थ्य खतरों को चिंहित करती है।
  - यदि किसी इकाई में एक जैसी स्वास्थ्य समस्या आती है तो वह उसका निरीक्षण एवं उपाय करती है ताकि किसी बड़ी स्वास्थ्य समस्या की शुरूआत को रोका जा सके।
  - वह श्रमिकों को प्राथमिक उपचार प्रदान करती है एवं अन्य स्वास्थ्य समस्याओं में बिना किसी देरी के तत्काल उपचार प्रारंभ करती है।
- **स्वास्थ्य शिक्षक (Health educator)**
  - एक स्वास्थ्य शिक्षक के रूप में नर्स श्रमिकों को कार्य संबंधित स्वास्थ्य खतरों को चिंहित करती है, सुरक्षा साधनों (जैसे हेलमेट, बेल्ट, इयर प्लग, चश्मा, मास्क, दस्ताने आदि) का प्रयोग करने के लिए प्रोत्साहित करती है।
  - वह विभिन्न पहलुओं (जैसे स्वाथ्य बीमा योजना, परिवार नियोजन, विकलांगता (disability) का कारण, निवारण, पुनर्वासन आदि के बारे में श्रमिक एवं उनके परिवारजनों को शिक्षा प्रदान करती है।
  - वह श्रमिकों को उनके अधिकारों के बारे में सूचित करती है। वह कार्य दिवस (Working day) के समय होने वाली हानि, अनुपस्थिति, विकलांगता हेतु भुगतान के बारे में जानकारी प्राप्त कर श्रमिक तक पहुँचाती है।
- **स्वाथ्य प्रबंधक/प्रशासक (Health Manager/Administrator)**
  - कम्पनी प्रबंधन (management) को विभिन्न स्वास्थ्य सूचनाएँ पहुँचाना, प्रतिरक्षण कार्यक्रम (immunization programme) लागू कराना तथा

भविष्य में हो सकने वाले स्वास्थ्य खतरों की जानकारी तथा उनसे बचने के उपाय बताना, बनाना एवं लागू कराना व्यावसायिक नर्स का कार्य है।

- वह प्रबंधको को श्रमिकों एवं उनके परिवार की वास्तविक स्थिति की जानकारी देती है तथा विशेष स्वास्थ्य कार्यक्रम प्रारंभ कराने में सहायता करती है।

- व्यावसायिक नर्स को स्वास्थ्य प्रबंधक/प्रसाशक के रूप में कार्य करते हुए श्रमिको के काम पर लौटने अथवा कार्य अवकाश (leave) की नीति या विशेष कार्य स्थितियों के स्वास्थ्य पर पड़ने वाले प्रभावों के विषय में नीति–दस्तावेज (policy statement) तैयार करने में सहायता प्रदान करनी चाहिए।

- **परामर्शदाता (Consultant)**
  - वह विभिन्न स्तरों पर श्रमिकों, उनके परिवार एवं कम्पनी प्रबंधन के लिए एक परामर्शदाता की भूमिका भी निभाती है।

  - किसी इकाई से एक जैसी स्वास्थ्य समस्याओं की शिकायत आने पर वह उन इकाई में जाकर इसके कारणों का पता करती है तथा अन्य श्रमिकों को इस समस्या के बारे में एवं उससे बचने के बारे में परामर्श देती है।

  - दीर्घकालिक रोग (chronic illness) जैसे उच्च रक्तचाप (Hypertension), मधुमेह (Diabetes) से ग्रस्त श्रमिकों को सही मार्गदर्शन प्रदान कर उनकी कार्य क्षमता के अनुसार कार्य बाँटने के लिए प्रबंधन को सुझाव देती है।

  - वह छोटे–बड़े सभी प्रकार के रोगों की जानकारी श्रमिकों एवं उनके परिवार को देती है। साथ ही लोगों की विभिन्न स्वास्थ्य समस्याओं के लिए परामर्श देती है।

MULTIPLE CHOICE QUESTIONS

1. स्वास्थ्य सर्वे एवं विकास कमेटी इसे कहते हैं।
   Health survey and development committee is:
   (a) भोर कमेटी (Bhore Committee)
   (b) मुदालियार कमेटी (Mudaliar Committee)
   (c) चड्ढा कमेटी (Chadha Committee)
   (d) मुखर्जी कमेटी (Mukherjee Committee)
   उत्तर (a) भोर कमेटी (Bhore Committee)

2. समुदाय में शिशु के स्वास्थ्य स्तर का मापदंड है।
   The measure of health status of children in a community is:
   (a) नवजात शिशु मृत्यु दर (Infant mortality rate)
   (b) मातृ मृत्यु दर (Maternal mortality rate)
   (c) क्रुड़ जन्म दर (Crude birth rate)
   (d) क्रुड़ मृत्यु दर (Crude death rate)
   उत्तर (a) नवजात शिशु मृत्यु दर (Infant mortality rate)

3. करतार सिंह कमेटी को जाना जाता है।
   Kartar Singh Committee is otherwise known as:
   (a) बहुउद्देशीय कार्यकर्ता कमेटी (Multipurpose workers committee)
   (b) स्वास्थ्य सर्वे एवं विकास कमेटी (Health survey and development committee)
   (c) स्वास्थ्य सर्वे एवं नियोजन कमेटी (Health survey and planning committee)
   (d) चिकित्सा शिक्षा कमेटी (Medical education committee)
   उत्तर (d) चिकित्सा शिक्षा कमेटी (Medical education committee)

4. MCH सेवाओं में आता है।
   MCH services includes
   (a) प्रीनेटल एवं पोस्टनेटल देखभाल (Prenatal and postnatal care)
   (b) अंडर फाइव क्लीनिक (Under five clinic)
   (c) परिवार नियोजन सेवाएँ (Family Planning services)
   (d) उपरोक्त सभी (All the above)
   उत्तर (a) प्रीनेटल एवं पोस्टनेटल देखभाल (Prenatal and postnatal care)

5. MTP एक्ट इस वर्ष पारित हुआ–
   MTP act was passed in year:
   (a) 1983
   (b) 1977
   (c) 2000
   (d) 1972
उत्तर (d) 1972

6. शिशु को जन्म देते समय माँ की मृत्यु का मुख्य कारण होता है।
   The most frequent cause of maternal death during child birth is:
   (a) संक्रमण (Asepsis)
   (b) रक्त की विशाक्तता (Toxemia)
   (c) श्वसन अवरोधन (Asphyxia)
   (d) रक्तस्राव (Hemorrhage)
उत्तर (d) रक्तस्राव (Hemorrhage)

7. निम्नलिखित में से कौन सा व्यावसायिक रोग नहीं हैं।
   Which of the following is not an occupational disease:
   (a) एस्बेस्टोसिस (Asbestosis)
   (b) न्यूमोकोनियोसिस (Pneumoconiosis)
   (c) जापनीज एनसिफेलाईटिस (Japanese encephalitis)
   (d) सिलिकोसिस (Silicosis)
उत्तर (c) जापनीज एनसिफेलाईटिस (Japanese encephalitis)

8. हाल ही में विवाहित दंपति, जिसमें स्त्री प्रजनन आयु की हो उसे कहते हैं।
   Currently married couple, where women is in the reproductive age are called:
   (a) संभावी दंपत्ति (Potential couple)
   (b) उच्च जोखिम दंपत्ति (High risk couple)
   (c) योग्य दंपत्ति (Eligible couple)
   (d) इनमें से कोई नहीं (None of the above)
उत्तर (c) योग्य दंपत्ति (Eligible couple)

9. ब्लॉक स्तर पर पंचायती राज की संस्था है।
   The Panchayati Raj Institution at block level is:
   (a) ग्राम पंचायत (Gram Panchayat)
   (b) ग्राम सभा (Gram Sabha)
   (c) जिला परिषद (Zilla Parishad)
   (d) पंचायत समिति (Panchayat Samiti)
उत्तर (d) पंचायत समिति (Panchayat Samiti)

10. उपकेन्द्र में कार्यरत बहुउद्देशीय कार्यकर्ता की संख्या होती है।
    Total member of multipurpose health worker in a sub centre are:
    (a) 2
    (b) 3
    (c) 4
    (d) 5
उत्तर (a) 2

11. सार्वजनिक स्वास्थ्य परिचर्या की रीढ़ की हड्डी है।
    Backbone of public health nursing is:
    (a) गृह मुलाकात (Home visit)
    (b) रिकार्ड (Records)
    (c) स्वास्थ्य शिक्षा (Health education)
    (d) रजिस्टर (Registers)
उत्तर (a) गृह मुलाकात (Home visit)

12. ग्रामीण स्तर पर पंचायती राज की संस्था है।
    Panchayti Raj Institution at rural level is
    (a) ग्राम सभा (Gram Sabha)
    (b) ग्राम पंचायत (Gram Panchayat)
    (c) पंचायत समिति (Panchayat Samiti)
    (d) जिला परिषद (Zila Parishad)
उत्तर (b) ग्राम पंचायत (Gram Panchayat)

13. जिला स्तर पर स्थानीय स्वायत्त सरकार है।
    Local self government at district level is
    (a) जिला परिषद् (Zila Parishad)
    (b) ग्राम सभा (Gram Sabha)
    (c) नगर निगम (Municipality)
    (d) पंचायत समिति (Panchayat Samiti)
उत्तर (d) पंचायत समिति (Panchayat Samiti)

14. भारत सरकार ने राष्ट्रीय परिवार नियोजन कार्यक्रम को राष्ट्रीय परिवार कल्याण कार्यक्रम में पुनः डिजायन किया इस वर्ष में–
    The Government of India Re-designed the "National Family Planning Programme" as the "National Family Welfare Programme" in the year
    (a) 1977
    (b) 1953

(c) 1975

(d) 1969

उत्तर (a) 1977

15. **किस कमेटी को स्वास्थ्य सर्वे एवं नियोजन कमेटी कहते हैं?**

Which committee is known as health survey and planning committee

(a) मुदालियर कमेटी (Mudaliar Committee)

(b) करतार सिंह कमेटी (Kartar Singh Committee)

(c) भोर कमेटी (Bhore Committee)

(d) श्रीवास्तव कमेटी (Srivastava Committee)

उत्तर (a) मुदालियर कमेटी (Mudaliar Committee)

16. **बाल स्वास्थ्य लाभ से संबंधित अंतर्राष्ट्रीय संस्था हैं।**

An international agency which assists in programs that benefit child health:

(a) UNO

(b) WHO

(c) UNICEF

(d) FAO

उत्तर (c) UNICEF

17. **एक कार्पोरेशन की जनसंख्या होती है।**

A corporation covers the population of:

(a) 10000

(b) 1 लाख (1 Lakh)

(c) 2 लाख (2 Lakh)

(d) 2 लाख से अधिक (More than 2 Lakh)

उत्तर (d) 2 लाख से अधिक (More than 2 Lakh)

18. **नगर पालिका की जनसंख्या होती हैं–**

A Municipality covers the population of:

(a) 10000 से 2 लाख

(b) 10000 से 1 लाख

(c) 2 लाख से अधिक

(d) 3 लाख

उत्तर (a) 10000 से 2 लाख

19. तात्कालिक प्रजनन दर है–

Current net reproduction rate is:

(a) 1.4

(b) 1.8

(c) 1.2

(d) 1

उत्तर (d) 1

20. आवश्यक आँकड़ा का स्त्रोत है–

Sources of vital statistics are:

(a) राष्ट्रीय सेम्पल सर्वे (National Sample Survey)

(b) जनगणना (Censes)

(c) विभिन्न संस्थान की रिपोर्ट (Report from different institution)

(d) उपरोक्त सभी (All of these)

उत्तर (d) उपरोक्त सभी (All of these)

21. सबसे पेरीफेरी में उपलब्ध स्वास्थ्य देखभाल सुविधा है।

Peripheral most health care facility is:

(a) PHC

(b) उपकेन्द्र (Sub-centre)

(c) सामुदायिक स्वास्थ्य केन्द्र (Community Health Centre)

(d) तालुका अस्पताल (District hospital)

उत्तर (a) PHC

22. भारतीय रेड क्रास सोसाइटी की स्थापना वर्ष ——————— में हुई।

Indian Red Cross Society was established in the year:

(a) 1910

(b) 1920

(c) 1915

(d) 1922

उत्तर (b) 1920

23. प्रजनन एवं बाल स्वास्थ्य कार्यक्रम की दूसरी अवस्था वर्ष ——— में प्रारंभ की गई।

RCH phase II was launched on:

(a) 2000

(b) 2001

(c) 2003

(d) 2005

उत्तर (d) 2005

24.   ESI एक्ट वर्ष __________ में प्रारंभ हुआ।
      ESI Act was launched in the year__________
      (a) 1950
      (b) 1948
      (c) 1946
      (d) 1956
उत्तर (b) 1948

25.   सामुदायिक विकास कार्यक्रम वर्ष __________ में प्रारंभ किया गया।
      Community development program was launched in the year:
      (a) 1950
      (b) 1952
      (c) 1954
      (d) 1962
उत्तर (b) 1952

26.   ESI कार्पोरेशन का मुखिया होता है:
      Chairman of ESI corporation is:
      (a) यूनियन मंत्री–श्रम (Union minister—labour)
      (b) राज्य मंत्री–श्रम (State minister—labour)
      (c) यूनियन मंत्री–स्वास्थ्य (Union minister for—health)
      (d) राज्य मंत्री–स्वास्थ्य (State minister for—health)
उत्तर (c) यूनियन मंत्री स्वास्थ्य (Union minister for health)

27.   कोयले की धूल से होने वाला व्यावसायिक रोग है–
      Occupational disease caused by coal dust is________
      (a) एन्थ्राकोसिस (Anthracosis)
      (b) सिलिकोसिस (Silicosis)
      (c) एस्बेस्टोसिस (Asbestosis)
      (d) बेगोसोसिस (Bagossosis)
उत्तर (a) एन्थ्राकोसिस (Anthracosis)

28.   सिलिका की धूल से होने वाला व्यावसायिक रोग है–
      Occupational disease caused by silicon dust is:
      (a) एन्थ्राकोसिस (Anthracosis)
      (b) बायसिनोसिस (Byssinosis)
      (c) एस्बेस्टोसिस (Asbestosis)
      (d) सिलिकोसिस (Silicosis)
उत्तर (d) सिलिकोसिस (Silicosis)

29. कपास की धूल से होने वाला व्यावसायिक रोग है–

Occupational disease caused by cotton dust:

(a) एन्थ्राकोसिस (Anthracosis)

(b) बायसिनोसिस (Byssinosis)

(c) एस्बेस्टोसिस (Asbestosis)

(d) सिलिकोसिस (Silicosis)

उत्तर (b) बायसिनोसिस (Byssinosis)

30. फार्मर लंग रोग _______ धूल से होता है।

Farmer's lungs disease is caused by___________dust

(a) कपास (Cotton)

(b) कोयला (Coal)

(c) अनाज (Grains)

(d) गन्ना (Sugarcan)

उत्तर (c) अनाज (Grains)

31. स्कूल स्वास्थ्य कार्यक्रम के उद्देश्य सभी हैं सिवाय–

The objectives of school health program are all except:

(a) रोगों की रोकथाम (Prevention of disease)

(b) स्वास्थ्य के प्रति जागरूकता (Awaking health consciousness)

(c) IMR कम करना (IMR reduction)

(d) स्वास्थ्य का प्रचार करना (Promotion of health)

उत्तर (d) IMR कम करना (IMR reduction)

32. अप्लाइड पोषण कार्यक्रम को किन अंतर्राष्ट्रीय संस्थानों से सहयोग प्राप्त है?

Applied nutrition program is supported by which international organization?

(a) UNICEF

(b) FAO

(c) WHO

(d) उपरोक्त सभी (All the above)

उत्तर (a) UNICEF

33. भारत सरकार द्वारा स्कूल स्वास्थ्य कमेटी की स्थापना वर्ष______में की गई।

School health committee was established by Government of India in year________

(a) 1998

(b) 1950

(c) 1975

(d) 1960

उत्तर (d) 1960

34. केन्द्र सरकार स्वास्थ्य स्कीम किस वर्ष लागू की गई?
    Central Government Health Scheme was launched in which year:
    (a) 1958
    (b) 1954
    (c) 1920
    (d) 1924

उत्तर (b) 1954

35. भारतीय जन्म एवं मृत्यु दर पंजीकरण कानून के अनुसार जन्म दर का पंजीकरण जन्म के _______________ दिनों के अंदर करना आवश्यक हैं।
    According to Indian birth and Death Registration Law, the birth registration has to be done within __________ days of birth
    (a) 21
    (b) 14
    (c) 7
    (d) 28

उत्तर (b) 14

36. भारतीय जन्म एवं मृत्यु पंजीकरण कानून के अनुसार मृत्यु का पंजीकरण मृत्यु के _______________ दिनों में कराना आवश्यक है।
    According to Indian Birth and Death Registration Law, the death registration has to be done within__________days of death.
    (a) 21
    (b) 12
    (c) 7
    (d) 28

उत्तर (c) 7

37. जन्म एवं मृत्यु पंजीकरण अधिनियम कब पारित हुआ?
    Birth and Death Registration Act was passed in year:
    (a) 1969
    (b) 1959
    (c) 1949
    (d) 1939

उत्तर (a) 1969

38. निम्न में से कौन से कार्य नगर निगम बोर्ड का नहीं हैं।
    Which of the following is not the function of municipal board.
    (a) स्वच्छता एवं निष्कासन (Sanitation and drainage)
    (b) शिक्षा (Education)
    (c) पानी की आपूर्ति (Water supply)
    (d) परिवार कल्याण (Family planning)

उत्तर (d) परिवार कल्याण (Family planning)

39. इनमें से कौन सा कार्य परिवार स्वास्थ्य सेवाओं का है?
Which of the following is function of family health services?
(a) परिवार कल्याण (Family welfare)
(b) परिवार नियोजन (Family planning)
(c) पोषण (Nutrition)
(d) उपरोक्त सभी (All of above)
उत्तर (d) उपरोक्त सभी (All of above)

40. एक उपकेन्द्र पर कुल स्टाफ होते हैं।
Total number of staff employed at sub centre are:
(a) 10
(b) 5
(c) 3
(d) 4
उत्तर (c) 3

41. निम्न आवश्यकता कार्यक्रम किस पंचवर्षीय योजना में प्रारंभ किया?
Minimum Need Programme was started in which five year planning?
(a) 5th
(b) 6th
(c) 7th
(d) 8th
उत्तर (a) 5th

42. स्वास्थ्य शिक्षा के सिद्धांत हैं:
Principle of health education is:
(a) रूचि (Interest)
(b) प्रेरणा (Motivation)
(c) आवश्यकता (Need)
(d) उपरोक्त सभी (All the above)
उत्तर (d) उपरोक्त सभी (All the above)

43. ओरल गर्भनिरोधक गोली में होता है:
Oral contraceptives have:
(a) इस्ट्रोजन (Estrogen)
(b) प्रोजेस्ट्रोन (Progesteron)
(c) टेस्टोस्टेशन (Testosterone)
(d) इस्ट्रोजन एवं प्रोजेस्ट्रोन (Estrogen and progesteron)
उत्तर (d) इस्ट्रोजन एवं प्रोजेस्ट्रोन (Estrogen and progesteron)

44. लेक्चर एक __________ संप्रेषण विधि है।

Lecture is a __________ communication method.

(a) एक तरफा (One way)

(b) दो तरफा (Two way)

(c) अप्रभावी (Ineffective)

(d) प्रभावी (Effective)

उत्तर (a) एक तरफा (One way)

45. क्षयरोग सबसे अधिक किस अंग में होता है?

Most affected organ by tuberculosis is:

(a) फेफड़े (Lungs)

(b) स्पाइन (Spine)

(c) मस्तिस्क (Brain)

(d) आंत (Intestinal)

उत्तर (a) फेफड़े (Lungs)

46. BCG का पूरा नाम है?

BCG stands for:

(a) Bacteria controlling Guerin vaccine

(b) Bovine calmettee Guerin

(c) Bacilli calmettee Guerin

(d) उपरोक्त सभी (All the above)

उत्तर (c) Bacilli Calmettee Guerin

47. हैजा रोग __________ के कारण होता है।

Cholera disease is caused by:

(a) Streptococci bacteria

(b) Vibrio cholerae

(c) Staphylococcus

(d) Mycobacterium

उत्तर (b) Vibrio cholerae

48. राष्ट्रीय विषाणु संस्था __________ में हैं।

National Institute of Virology is situated in:

(a) मुम्बई (Mumbai)

(b) दिल्ली (Delhi)

(c) पुणे (Pune)

(d) कोचीन (Cochin)

उत्तर (c) पुणे (Pune)

49. विश्व स्वास्थ्य संगठन की स्थापना वर्ष _____________ में हुई।

WHO was established in year:

(a) 1945
(b) 1945
(c) 1947
(d) 1948

उत्तर (a) 1945

50. विश्व स्वास्थ्य संगठन का मुख्यालय कहाँ हैं?

Where is the headquarters of WHO situated?

(a) न्यूयॉर्क (New York)

(b) जिनेवा (Geneva)

(c) रोम (Rome)

(d) नई दिल्ली (New Delhi)

उत्तर (c) जिनेवा (Geneva)

51. UN चिल्ड्रेन्स फण्ड किसका नया नाम है?

UN children's fund is a new name of:

(a) राष्ट्र संघ (UN)

(b) विश्व स्वास्थ्य संगठन (WHO)

(c) यूनिसेफ (UNICEF)

(d) इनमें से कोई नहीं (None of the above)

उत्तर (c) यूनिसेफ (UNICEF)

52. अंतर्राष्ट्रीय रेड क्रास सोसाइटी के संस्थापक हैं–

Founder of International Red Cross Society is:

(a) हेनरी डूनेट (Henery Dunant)

(b) जान ब्रायंट (John Bryant)

(c) नेल्सन मंडेला (Nelson Mandela)

(d) इनमें से कोई नहीं (None of the above)

उत्तर (a) हेनरी डूनेट (Henery Dunant)

53. हिन्दू कुष्ठ निर्वान संघ की स्थापना किस वर्ष की गई?

Hind Kusht Nirvana Sangh was established in year:

(a) 1945
(b) 1950
(c) 1955
(d) 1960

उत्तर (b) 1950

54. वेल्डर्स फ्लेश एक _________________ रोग है।

Welder's flash is a _________ disease

(a) प्राकृतिक (Natural)

(b) आपातकालीन (Accidental)

(c) व्यावसायिक (Occupational)

(d) प्रोफेशनल (Professional)

उत्तर (c) व्यावसायिक (Occupational)

55. फैक्टरी अधिनियम के अंतर्गत औद्योगिक इकाई में काम करने की अवधि _________ होती है।

According to Factory Act the working hours in an Industrial unit should be_______

(a) 10 घंटे प्रतिदिन

(b) 9 घंटे प्रतिदिन

(c) 11 घंटे प्रतिदिन

(d) 12 घंटे प्रतिदिन

उत्तर (b) 9 घंटे प्रतिदिन

56. WHO के अनुसार एक गर्भवती महिला को कितनी बार चैकअप के लिए जाना चाहिए।

According to WHO a pregnant women should go for how many antenatal checkups.

(a) 3

(b) 4

(c) 5

(d) 6

उत्तर (a) 4

57. आशा किस राष्ट्रीय कार्यक्रम का हिस्सा है?

ASHA is part of which national programme?

(a) NRHM

(b) RNTCP

(c) ICDS

(d) MCH

उत्तर (a) NRHM

58. आशा बनने के लिए न्यूनतम शिक्षा होनी चाहिए–

The minimum educational requirement for being an ASHA is:

(a) 5th पास

(b) 8th पास

(c) 10th पास

(d) स्नातक (Graduate)

उत्तर (b) 8th पास

59. वैल बेबी क्लीनिक का नया नाम है–

New name of well baby clinic is:

(a) स्वस्थ शिशु क्लीनिक (Healthy baby clinic)

(b) अंडर फाइव क्लीनिक (Under five clinic)

(c) टीकाकरण क्लीनिक (Immunization clinic)

(d) इनमें कोई नहीं (None of the above)

उत्तर (b) अंडर फाइव क्लीनिक (Under five clinic)

60. इन्जेक्शन द्वारा दिया जाने वाला गर्भनिरोधक है:

Injectable contraceptive is:

(a) DMPA

(b) MALA-D

(c) Norplant

(d) इनमें से कोई नहीं (None of the above)

उत्तर (a) DMPA

61. वह दंपत्ति जिनके 2 या अधिक बच्चे हो तथा जिन्हें परिवार नियोजन में प्राथमिकता दी जाती है उन्हें कहते हैं:

Couple having two or more than two children and who are priority for family planning are known as:

(a) योग्य दंपत्ति (Eligible couple)

(b) लक्ष्य दंपत्ति (Target couple)

(c) उच्च दंपत्ति (High risk couple)

(d) उचित दंपत्ति (Ideal couple)

उत्तर (b) लक्ष्य दंपत्ति (Target couple)

62. स्कूल स्वास्थ्य कार्यक्रम की शुरूआत वर्ष __________ में की गई।

School health program was started in year:

(a) 1950

(b) 1962

(c) 1970

(d) 1972

उत्तर (b) 1962

63. आँगनबाड़ी स्वास्थ्य सेवाएँ किसे दी जाती हैं?

Anganwadi Health Services are provided to:

(a) 0–6 वर्ष के बच्चे (Children aged 0–6 year)

(b) बुजुर्ग (Geriatric group)

(c) वयस्क (Adults)

(d) किशोर (Adolescent)

उत्तर (a) 0–6 वर्ष के बच्चे (Children aged 0-6 year)

64. राज्य सरकार को स्वास्थ्य संबंधी सुझाव ___________ देता है।

_________ provides health related advise to state government.

(a) संयुक्त स्वास्थ्य निदेशक (Joint health director)

(b) डिप्यूटी स्वास्थ्य निदेशक (Deputy health director)

(c) स्वास्थ्य निदेशक (राज्य) (State health director)

(d) इनमें से कोई नहीं (None of the above)

उत्तर (d) इनमें से कोई नहीं (None of the above)

65. ''रोड टू हेल्थ'' इंगित करता है।

'Road to health' indicates:

(a) संतुलित आहार (Balanced diet)

(b) शिशु की शारीरिक वृद्धि (Child's physical growth)

(c) स्वास्थ्य (Health)

(d) शिक्षा (Education)

उत्तर (b) शिशु की शारीरिक वृद्धि (Child's physical growth)

66. CAUTION ________________ के सचेत चिन्ह हैं।

CAUTION is warning sing of________

(a) कैंसर (Cancer)

(b) कुष्ठरोग (Leprosy)

(c) एड्स (AIDS)

(d) क्षयरोग (Tuberculosis)

उत्तर (a) कैंसर (Cancer)

67. एक सामुदायिक ब्लॉक के अधीन __________ CHC होते हैं।

Under one community block ____________CHC works.

(a) 1

(b) 2

(c) 3

(d) 4

उत्तर (a) 1

68. एक CHC के अधीन __________ PHC होते हैं।

Under one CHC____________PHC works

(a) 4-5

(b) 5-6

    (c) 7–8

    (d) 9–10

उत्तर (a) 4–5

69. एक **PHC** के अधीन कुल ______________ उपकेन्द्र होते हैं।

    Under one PHC____________sub centers works

    (a) 5–6

    (b) 7–8

    (c) 9–10

    (d) 11–12

उत्तर (a) 5–6

70. विलेज हेल्थ गाइड को कितने माह का प्रशिक्षण दिया जाता है?

    Village health guide is given training for a period of how many months.

    (a) 3 महीना (3 Months)

    (b) 9 महीना (9 Months)

    (c) 12 महीना (12 Months)

    (d) 6 महीना (6 Months)

उत्तर (a) 3 महीना (3 Months)

71. दाई को प्रशिक्षित करने के लिए कितने महीने का प्रशिक्षण दिया जाता है?

    To train Dais ____________ months of training is given

    (a) एक महीना (One month)

    (b) तीन महीना (Three month)

    (c) 6 महीना (Six month)

    (d) 9 महीना (Nine month)

उत्तर (a) एक महीना (One month)

72. एक आँगनबाड़ी कार्यकर्ता ___________ जनसंख्या पर कार्य करती है?

    One Anganwadi worker works for a population of___________

    (a) 1000

    (b) 2000

    (c) 3000

    (d) 4000

उत्तर (a) 1000

73. एक लेक्टेटिंग माँ को अतिरिक्त कितनी कैलोरी देनी चाहिए।

    Extra calorie intake for lactating mother is___________

    (a) 300 kcal प्रतिदिन

    (b) 400 kcal प्रतिदिन

    (c) 550 kcal प्रतिदिन

    (d) 600 kcal प्रतिदिन

उत्तर (c) 550 kcal प्रतिदिन

74. प्राथमिक स्वास्थ्य देखभाल की नई सोच है–

Newer concept of PHC is:

(a) परिवार नियोजन (Family planning)

(b) 24 घंटे आपातकालीन सुविधा (24 hours emergency services)

(c) आवश्यक आँकड़े (Vital statistics)

(d) बराबर वितरण (Equitable distribution)

उत्तर (b) 24 घंटे आपातकालीन सुविधा (24 hours emergency services)

75. इनमें से कौन उपकेन्द्र पर उपस्थित होता है।

Which of the following is present at sub centre:

(a) बहुउद्देशीय स्वास्थ्य कार्यकर्ता (Multipurpose health worker)

(b) प्रयोगशाला टेक्नीशियन (Laboratory technician)

(c) स्वास्थ्य शिक्षक (Health educator)

(d) चिकित्सा अधिकारी (Medical officer)

उत्तर (a) बहुउद्देशीय स्वास्थ्य कार्यकर्ता (Multipurpose health worker)

76. RNTCP कार्यक्रम में केस की खोज इस पर आधारित होती है–

Case finding in RNTCP is based on:

(a) बलगम कल्चर (Sputum culture)

(b) बलगम की सूक्ष्म जाँच (Sputum microscopy)

(c) छाती का X-ray (Chest X-ray)

(d) मैनटोक्स टेस्ट (Mantoux test)

उत्तर (b) बलगम की सूक्ष्म जाँच (Sputum microscopy)

77. आशा _________________ स्तर पर कार्य करती है।

ASHA works at __________ level.

(a) समुदाय (Community)

(b) गाँव (Village)

(c) PHC

(d) जिला (District)

उत्तर (b) गाँव (Village)

78. JSY का पूरा नाम है–

JSY stands for:

(a) जननी समाज योजना (Janani Samaj Yojana)

(b) जन सुशील योजना (Jan Sushil Yojana)

(c) जननी सुरक्षा योजना (Janani Suraksha Yojana)

(d) जन सुलभ शौचालय योजना (Jan Sulab-Sauchalay Yojana)

उत्तर (c) जननी सुरक्षा योजना (Janani Suraksha Yojana)

79. RCH के अनुसार, सामुदायिक स्वास्थ्य केन्द्र एक–
According to RCH, community health centre is an:
(a) प्रथम रेफरल इकाई (First referral unit)
(b) द्वितीय रेफरल इकाई (Second referral unit)
(c) तृतीय रेफरल इकाई (Third referral unit)
(d) इनमें से कोई नहीं। (None of the above)
उत्तर (a) प्रथम रेफरल इकाई (First referral unit)

80. HIV के प्रसारण का सबसे अधिक जोखिम होता है–
In HIV maximum risk of transmission is by:
(a) समलैंगिक (Homosexual)
(b) रक्ताधान (Blood transfusion)
(c) सुई चुभना (Needle stick injury)
(d) आलिंगन करना (Hugging)
उत्तर (b) रक्ताधान (Blood transfusion)

81. सार्वभौमिक टीकाकरण कार्यक्रम इस वर्ष आरंभ किया।
Universal Immunization Programme was started in:
(a) 1947
(b) 1978
(c) 1985
(d) 1992
उत्तर (c) 1985

82. कॉपर टी प्रयोग का सबसे आम दुष्प्रभाव कौन सा है?
Which is the commonest side effect of use of copper T among the following:
(a) पीड़ा (Pain)
(b) रक्तस्त्राव (Bleeding)
(c) गर्भ के बाहर गर्भावस्था (Ectopic pregnancy)
(d) पर्फोरेशन (Perforation)
उत्तर (b) रक्तस्त्राव (Bleeding)

83. मध्यान्ह आहार कार्यक्रम किस वर्ष प्रारंभ किया गया।
Mid-Day Meal Programme was started in which year:
(a) 1953
(b) 1961
(c) 1975
(d) 1920
उत्तर (b) 1961

84. एड्स दिवस इस दिन मनाते हैं–
AIDS Day is celebrated on:
(a) 1 मई (1st May)
(b) 7 अप्रैल (7th April)
(c) 11 अप्रैल (11th April)
(d) 1 दिसम्बर (1st December)
उत्तर (d) 1 दिसम्बर (1st December)

85. पैप स्मीयर उदाहरण है–
PAP smear is an example of:
(a) प्राथमिक रोकथाम (Primary prevention)
(b) द्वितीयक रोकथाम (Secondary prevention)
(c) तृतीयक रोकथाम (Tertiary prevention)
(d) पुर्नवास (Rehabilitation)
उत्तर (b) द्वितीयक रोकथाम (Secondary prevention)

86. ओरल गर्भनिरोधक गोलियाँ सबमें लाभदायक हैं सिवाय–
OCP is useful in all except:
(a) गर्भ के बाहर गर्भावस्था (Ectopic pregnancy)
(b) कैंसर एण्डोमेट्रियम (Cancer endometrium)
(c) स्तन कैंसर (Cancer breast)
(d) रुमेटोइड आर्थ्राइटिस (Rheumatoid arthritis)
उत्तर (c) स्तन कैंसर (Cancer breast)

87. भारत में परिवार नियोजन का प्रबंधन करती है–
In India Family Planning is managed by:
(a) केन्द्र सरकार (Central government)
(b) राज्य सरकार (State government)
(c) केन्द्र एवं राज्य सरकार दोनों (Both Central and State Government)
(d) इनमें से कोई नहीं (None of the above)
उत्तर (a) केन्द्र सरकार (Central government)

88. भारत में मातृ मृत्यु का मुख्य कारण हैं–
The most common cause of maternal mortality in India is:
(a) रक्तस्राव (Hemorrhage)
(b) एनीमिया (Anemia)
(c) गर्भपात (Abortion)
(d) बाधित प्रसव (Obstructed labour)
उत्तर (a) रक्तस्राव (Hemorrhage)

89. MMR है–
MMR is:
(a) प्रति/एक लाख जीवित जन्म (Per/100000 live birth)
(b) प्रति/दस हजार जीवित जन्म (Per/10000 live birth)
(c) प्रति/100 जीवित जन्म (Per/100 live birth)
(d) प्रति/10 लाख जीवित जन्म (Per/10 lakh live birth)
उत्तर (a) प्रति/एक लाख जीवित जन्म (Per/100000 live birth)

90. नवजात शिशु मृत्यु का मुख्य कारण हैं–
Commonest cause of infant mortality rate is:
(a) समय से पूर्व जन्म (Prematurity)
(b) अतिसार (Diarrhoea)
(c) श्वसन संक्रमण (Respiratory infection)
(d) जन्मजात विकार (Congenital malformation)
उत्तर (a) समय से पूर्व जन्म (Prematurity)

91. DOTS का पूरा अर्थ है–
DOTS stand for:
(a) Direct observed treatment short course
(b) Direct observed treatment
(c) Direct observed therapy short term
(d) इनमें से कोई नहीं (None of the above)
उत्तर (a) Direct observed treatment short course

92. पल्स पोलियो टीकाकरण वर्ष _______________ में प्रारंभ हुआ था।
Pulse Polio Immunization was started in year________
(a) 1992
(b) 1995
(c) 1998
(d) 1999
उत्तर (b) 1995

93. मलेरिया _________ प्रोटोजोआ के कारण होता है।
Malaria is caused by _______________ protozoa.
(a) एमीबा (Amoeba)
(b) प्लाजमोडियम (Plasmodium)
(c) लिएमेनिया (Leshmania)
(d) इनमें से कोई नहीं (None of the above)
उत्तर (b) प्लाजमोडियम (Plasmodium)

94. स्वास्थ्य सबके लिए किस सम्मेलन का परिणाम है?
    'Health for all' is a result of which conference:
    (a) अल्मा–आटा सम्मेलन (Alma Ata conference)
    (b) वार्षिक UN सम्मेलन (Yearly UN conferences)
    (c) वार्षिक WHO सम्मेलन (Yearly WHO conference)
    (d) उपरोक्त सभी (All the above)
उत्तर (a) अल्मा–आटा सम्मेलन (Alma Ata conference)

95. विश्व स्वास्थ्य संगठन की सर्वोच्च प्रशासनिक संस्था है–
    The highest governing body of WHO is:
    (a) एक्सिक्यूटिव बोर्ड (Executive board)
    (b) सेक्रिटरेट (Secretariat)
    (c) मुख्य तकनीकी अफसर (Chief technical officer)
    (d) विश्व स्वास्थ्य एसेम्बली (World health assembly)
उत्तर (d) विश्व स्वास्थ्य एसेम्बली (World health assembly)

96. NACO का अर्थ है–
    NACO means:
    (a) National AIDS control organization
    (b) National AIDS control programme
    (c) National ARDS control organization
    (d) National ARI control organization
उत्तर (a) National AIDS control organization-

97. अंर्तराष्ट्रीय श्रम संगठन की स्थापना वर्ष ___________ में हुई।
    International Labour Organization was established in year:
    (a) 1919
    (b) 1819
    (c) 1945
    (d) 1960
उत्तर (a) 1919

98. GOBI अभियान का संचालन किस संस्था द्वारा होता है?
    GOBI campaign is taken care by which organization:
    (a) UNICEF
    (b) WHO
    (c) FAO
    (d) USAID
उत्तर (a) UNICEF

99. RNTCP को डाट्स के साथ पुनः किस वर्ष में प्रारंभ किया गया?
RNTCP along with DOTS was restarted in year:
(a) 1982
(b) 1997
(c) 2000
(d) 2002
उत्तर (b) 1997

100. भोर कमेटी की स्थापना वर्ष ___________________ में की गई।
Bhore committee was established in year:
(a) 1943
(b) 1946
(c) 1947
(d) 1984
उत्तर (a) 1943

101. जिस कमेटी ने समुदाय में से ही सहव्यावसायिक और अर्धव्यावसायिक स्वास्थ्य कार्यकर्ताओं को तैयार करने को रेकमेन्ड किया था?
The committee which recommended the creation of para professional and semi professional health workers within the community is:
(a) भोर कमेटी (Bhore committee)
(b) मुदालियर कमेटी (Mudaliar committee)
(c) करतार सिंह कमेटी (Kartar Singh committee)
(d) इनमें से कोई नहीं (None of these)
उत्तर (d) इनमें से कोई नहीं (None of these)

102. एनथ्राक्रोसीस निम्न द्वारा होता है।
Anthracosis is caused by:
(a) कोयले की धूल (Coal dust)
(b) गन्ने के रेशे (Cane fiber)
(c) कपास की धूल (Cotton dust)
(d) धातु, (Metals)
उत्तर (a) कोयले की धूल (Coal dust)

103. भारत में पहला फैक्ट्री अधिनियम शुरू हुआ था–
The first Indian Factories Act was passed in the year:
(a) 1781
(b) 1881
(c) 1871
(d) 1971
उत्तर (b) 1881

104. रिकार्ड की अनिवार्य आवश्यकताएं हैं।

Essential requirements of records are that they should be:

(a) पूर्ण (Complete)

(b) सटीक (Accurate)

(c) गोपनीय (Confidential)

(d) सभी (All of these)

उत्तर (d) सभी (All of these)

105. स्वास्थ्य सुविधा होनी चाहिए–

Health care should be:

(a) अप्रासंगिक (Irrelevant)

(b) अपर्याप्त (Inadequate)

(c) प्रभावकारी (Effective)

(d) इनमें से कोई नहीं। (None of these)

उत्तर (c) प्रभावकारी (Effective)

106. ग्राम सभा का न्यायिक अंग हैं।

The judicial organ of Gram Sabha is:

(a) ग्राम पंचायत (Gram Panchayat)

(b) न्याय पंचायत (Nyaya Panchayat)

(c) पंचायत समिति (Panchayat Samiti)

(d) ग्राम अधिकारी (Village Officer)

उत्तर (b) न्याय पंचायत (Nyaya Panchayat)

107. पुरूषों का स्थायी परिवार नियोजन का तरीका है।

Permanent method of family planning for male is:

(a) ट्यूबेक्टमी (Tubectomy)

(b) वैसेक्टमी (Vasectomy)

(c) लैप्रोस्कोपी (Laparoscopy)

(d) प्रोस्टेकटोमी (Prostatectomy)

उत्तर (b) वैसेक्टमी (Vasectomy)

108. इनमें से कौन सा रोग यौन संचारण रोग है–

Which of the following disease is sexually transmitted disease:

(a) सिफिलिस (Syphilis)

(b) फाईलेरिया (Filaria)

(c) क्षयरोग (Tuberculosis)

(d) इनमें से सभी (All of these)

उत्तर (a) सिफिलिस (Syphilis)

109. भारत में सामुदायिक विकास कार्यक्रम ________________ को प्रारंभ हुआ।

The Community Development Programme was started in India in:
(a) 1952
(b) 1953
(c) 1954
(d) 1955

उत्तर (a) 1952

110. साधारणतया एक प्राथमिक स्वास्थ्य केन्द्र के अधीन उपकेन्द्र होती है–

There are usually subcenters under a primary health centre:
(a) चार (4)
(b) पाँच (5)
(c) छः (6)
(d) सात (7)

उत्तर (c) छः (6)

111. बी.सी.जी. की खुराक है–

The dose of BCG is:
(a) 1 mL
(b) 0.1 mL
(c) 0.2 mL
(d) 0.05 mL

उत्तर (d) 0.05 mL

112. जिस कमेटी ने समुदाय में से ही सहव्यावसायिक और अर्धव्यावसायिक स्वास्थ्य कार्यकर्ताओं को तैयार करने को रेकमेन्ड किया था।

The committee which recommended the creation of para professional and semi professional health workers within the community is:
(a) भोर कमेटी (Bhore Committee)
(b) मुदलियार कमेटी (Mudaliar Committee)
(c) करतार सिंह कमेटी (Kartar Singh Committee)
(d) श्रीवास्तव कमेटी (Shrivastava Committee)

उत्तर (d) श्रीवास्तव कमेटी (Shrivastava Committee)

113. पोषणज मानवमिति में नापा जाता है–

Nutritional anthropometry of infants include measurement of:
(a) वजन (Weight)
(b) ऊँचाई (Height)
(c) सिर की परिधि (Head circumference)
(d) यह सभी (All of these)

उत्तर (d) यह सभी (All of these)

114. राष्ट्रीय जनसंख्या नीति 2002 के लक्ष्य को सन् _______ तक उपलब्ध होना है।

The goals of National Health Policy 2002 should be achieved by the year

(a) 2010

(b) 2015

(c) 2020

(d) इनमें से कोई नहीं (None of these)

उत्तर (b) 2015

115. यूनीसेफ का मुख्यालय _____________ में हैं।

The headquarters of UNICEF is in:

(a) रोम (Rome)

(b) जेनेवा (Geneva)

(c) नयी दिल्ली (New Delhi)

(d) न्यूयॉर्क (New York)

उत्तर (d) न्यूयॉर्क (New York)

116. कुकुर खाँसी को _____________ टीके के द्वारा रोक सकते हैं।

Whooping cough can be prevented by vaccine:

(a) टी.ए.बी (TAB)

(b) डी.पी.टी. (DPT)

(c) बी.सी.जी (BCG)

(d) डी.टी. (DT)

उत्तर (b) डी.पी.टी. (DPT)

117. जनसंख्या के वैज्ञानिक अध्ययन को कहते हैं–

The scientific study of human population is called:

(a) स्वास्थ्य संख्यिकी (Health statistics)

(b) प्रजनन शक्ति (Fertility)

(c) जनसांख्यिकी (Demography)

(d) इनमें से कोई नहीं। (None of these)

उत्तर (c) जनसांख्यिकी (Demography)

118. आर.सी.एच कार्यक्रम का मुख्य भाग है–

Important components of RCH Programme are:

(a) टीकाकरण (Immunization)

(b) अनिवार्य प्रसव देखभाल (Essential obstetric care)

(c) अनिवार्य नवजात देखभाल (Essential newborn care)

(d) यह सभी (All of these)

उत्तर (d) यह सभी (All of these)

119. "पाँच से कम" के लिए क्लीनिक में नवजात का वजन लिया जाता है।
In "under five clinic" weight of an infant is taken every:
(a) प्रतिमाह (Every Month)
(b) प्रति दो माह (2 Months)
(c) प्रति तीन माह (3 Months)
(d) इमनें से कोई नहीं। (None of these)
उत्तर (a) प्रतिमाह (Every Month)

120. बेगासोसिस निम्न द्वारा होता है–
Bagassosis is caused by:
(a) कोयले की धूल (Coal dust)
(b) गन्ने के रेशे (Cane fiber)
(c) कपास की धूल (Cotton dust)
(d) धातुएँ (Metals)
उत्तर (b) गन्ने के रेशे (Cane fiber)

121. ग्राम सभा की न्यायिक अंग है–
The judicial organ of Gram Sabha is:
(a) ग्राम पंचायत (Gram Panchayat)
(b) न्याय पंचायत (Nyaya Panchayat)
(c) पंचायत समिति (Panchayt Samiti)
(d) ग्राम अधिकारी (Village Officer)
उत्तर (b) न्याय पंचायत (Nyaya Panchayat)

122. व्यवसायिक जनित रोग को रोका जा सकता है–
Occupational disease can be prevented by:
(a) अवकाश स्वीकृत कर (Sanctioning leave)
(b) वृक्षारोपण (Planting trees)
(c) रेडिएशन (Radiation)
(d) चिकित्सा एवं स्वास्थ्य देखभाल सेवाएं (Medical and health care services)
उत्तर (d) चिकित्सा एवं स्वास्थ्य देखभाल सेवाएं (Medical and health care services)

123. पुरूषों के स्थायी परिवार नियोजन का तरीका है–
Permanent method of family planning in male is:
(a) ट्यूबेक्टमी (Tubectomy)
(b) वैसेक्टमी (Vasectomy)
(c) लैप्रोस्कोपी (Laparoscopy)
(d) प्रोस्टेक्टोमी (Prostectomy)
उत्तर (b) वैसेक्टमी (Vasectomy)

124. खसरे के संक्रमण से रोग उत्पत्ति की अवधि होती है–

Incubation period of measles is

(a) 10–14 दिन (10-14 day)

(b) 20–30 दिन (20-30 day)

(c) 1–3 दिन (1-3 day)

(d) 50–90 दिन (60-90 day)

उत्तर (a) 10–14 दिन (10-14 day)

125. एमटीपी अधिनियम पारित हुआ था–

MTP Act was passed in the year:

(a) 1970

(b) 1971

(c) 1972

(d) 1960

उत्तर (c) 1972

126. ग्रामीण स्वास्थ्य योजना में जनता के स्वस्थ्य को किस पर रखना आधारित है–

Rural health scheme is based on the principles of placing peoples health in:

(a) नर्सेज हैन्ड (Nurses hand)

(b) डॉक्टर हैन्ड (Doctor hand)

(c) पीपुल्स हैन्ड (Peoples hand)

(d) प्राथमिक स्वास्थ्य केन्द्र (PHC)

उत्तर (c) पीपुल्स हैन्ड (Peoples hand)

127. Xerothalmia किस की कमी के कारण होता है?

Xerothalmia is caused due to the deficiency of:

(a) विटामिन ए (Vit A)

(b) विटामिन बी 12 (Vit B_{12})

(c) आयरन (Iron)

(d) विटामिन डी (Vit D)

उत्तर (a) विटामिन ए (Vit A)

128. प्रजनन एवं शिशु स्वास्थ्य कार्यक्रम प्रारम्भ किया गया था?

Reproductive and Child Health Programme was lunched in

__________year

(a) 1997

(b) 1990

(c) 1985

(d) 1988

उत्तर (a) 1997

129. बी.सी.जी. की खुराक है–

The dose of BCG is:
(a) 1 mL
(b) 0.1 mL
(c) 0.2 mL
(d) 0.05 mL

उत्तर (d) 0.05 mL

130. सभी के लिए स्वास्थ्य बढ़ाया गया है–

Health for all has been extended up to:
(a) 2013
(b) 2012
(c) 2014
(d) 2015

उत्तर (d) 2015

131. **The ex-officio secretary of Panchayat Samiti:**
(a) Sarpanch
(b) Block development officer
(c) Collector
(d) None of the above

Ans (b) Block development officer

132. **National Malaria Control Programme was started in the year:**
(a) 1952
(b) 1953
(c) 1955
(d) 1956

Ans (b) 1953

133. **Post natal nursing care by ANM or female health worker is carried out for:**
(a) 7 days
(b) 3 days
(c) 10 days
(d) 5 days

Ans (b) 3 days

134. **Functions of primary health centre include:**
(a) Health education
(b) MCH services
(c) Medical care
(d) All of them

Ans (d) All of them

135. **MTP Act was passed in the year:**
(a) 1971
(b) 1972
(c) 1962
(d) 1970
Ans (a) 1972

136. **Vaginal ring is one of the following types of contraceptives:**
(a) Barrier
(b) Hormonal
(c) Permanent
(d) Post conceptional
Ans (a) Barrier

137. **As per "Central Deaths and Births Registration Act" registration of birth is compulsory within:**
(a) 10 days
(b) 15 days
(c) 14 days
(d) 7 days
Ans (c) 14 days

138. **Essential obstetric care and emergency obsteric care are important components of**
(a) National Family Planning Programme
(b) 20 Points Programme
(c) Minimum needs Programme
(d) RCH Programme
Ans (d) RCH programme

139. **Mudaliar Committee is also known as**
(a) Health Survey and Planning Committee
(b) Multipurpose Health Worker Committee
(c) Health Survey and Development committee
(d) Medical Education Committee
Ans (a) Health Survey and Planning Committee

140. **As per MTP Act, MTP can not be done after:**
(a) 16 weeks
(b) 20 weeks
(c) 12 weeks
(d) 24 weeks
Ans (b) 20 weeks

141. भारत में निम्न कार्यों में से मेडिसिन की कौन सी प्रणाली है?
Which of the following system of medicine is of India origin:
(a) होम्योपैथी (Homeopathy)
(b) सिद्धा (Siddha)
(c) यूनानी टिव (Unani-Tibb)
(d) आकुपंक्चर (Acupuncture)

उत्तर (b) सिद्धा (Siddha)

142. एपीडिमियोलॉजी के अध्ययन में शामिल हैं–
Epidemiology involve study of:
(a) रोगों को विभाजन (Distribution of disease)
(b) रोगों का डिटरमिनेशन (Determination of disease)
(c) रोगों की आवृत्ति (Frequency of disease)
(d) उपरोक्त सभी (All of the above)

उत्तर (d) उपरोक्त सभी (All of the above)

143. बी.सी.जी. की खुराक है **(Dose of BCG is)**
(a) 0.05 मिली (0–5 mL)
(b) 0.1 मिली (0–1 mL)
(c) 0.2 मिली (0.2 mL)
(d) 1 मिली (1 mL)

उत्तर (a) 0.05 मिली (0.5 mL)

144. हेपेटाईटिस ए फैलने का प्रमुख माध्यम है–
The major route of transmission of hepatitis A is:
(a) फीको–ओरल रूट (Feco-oral route)
(b) पैरेन्ट्रल रूट (Parenteral route)
(c) सेक्सुअल ट्रांसमिशन (Sexual transmission)
(d) पेरीनेटल ट्रांसमिशन (Perinatal transmission)

उत्तर (a) फीको–ओरल रूट (Feco-oral route)

145. डेमोग्राफी अध्ययन को शामिल किया गया–
Demography includes study of:
(a) फर्टीलिटी (Fertility)
(b) मृत्यु (Mortality)
(c) सामाजिक अपंगता (Social morbidity)
(d) उपरोक्त सभी (All of the above)

उत्तर (d) उपरोक्त सभी (All of the above)

146. अन्धता को नियंत्रित करने के लिए राष्ट्रीय कार्यक्रम की स्थापना की गई—

National programme for the control of blindness was established in

(a) 1999

(b) 1976

(c) 1977

(d) 1974

उत्तर (b) 1976

147. इनमें कौन सा रोग यौन संचारण रोग है?

Which of the following disease sexually transmitted disease?

(a) सिफिलिस (Syphilis)

(b) फाइलेरिया (Filaria)

(c) क्षयरोग (Tuberculosis)

(d) उपरोक्त सभी (All of the above)

उत्तर (a) सिफिलिस (Syphilis)

148. स्माल फैमिली नॉर्म है—

Small family norms is:

(a) 1–2

(b) 2–3

(c) 3–4

(d) 1

उत्तर (a) 1–2

149. महिलाओं में स्थाई नसबन्दी की विधि है।

The permanent method of contraception in female is:

(a) वैसेक्टॉमी (Vasectomy)

(b) इन्ट्रायूट्राईन डिवाइस (Intra uterine device)

(c) ट्यूबेक्टॉमी (Tubectomy)

(d) हार्मोनल (Hormonal)

उत्तर (c) ट्यूबेक्टॉमी (Tubectomy)

150. पेचिश के कारण हैं (Dysentry is caused by)

(a) कीटाणु (Bacteria)

(b) सिलिजा–बैसिली (Shigella-Bacilli)

(c) एम. लेपरी (M. Leprac)

(d) वायरस (Virus)

उत्तर (b) सिलिजा–बैसिली (Shigella-Bacilli)

FILL IN THE BLANKS

1. भारतीय कारखाना अधिनियम .... वर्ष में आया।

   Indian Factory Act came in year..

   उत्तर 1976

2. आर. एन. टी. सी. पी. का पूरा नाम है..

   RNTCP stands for..

   उत्तर Revised National Tuberculosis Control Programme

3. दुनिया को वर्ष..में चेचक मुक्त घोषित किया गया।

   World was declared free from smallpox in year..

   उत्तर 1977

4. विश्व स्वास्थ्य संगठन का मुख्यालय .... में है।

   The headquarter of WHO is at..

   उत्तर जिनेवा (Geneva)

5. स्थानीय ग्रामीण स्वशासित सरकार, पंचायत समिति..स्तर पर कार्य करती है।

   The Panchayat Samiti is the agency of rural local self government at the..level

   उत्तर जिला (District)

6. 1000 जीवित शिशु जन्मों में से एक वर्ष के बच्चों की कुल मृत्यु संख्या ....कहलाती हैं।

   Number of deaths under one year of age per 1000 live births is..

   उत्तर शिशु मृत्यु दर (Infant mortality rate)

7. नवजात शिशु की काली चिपचिपी मल को ....कहते हैं।

   Dark sticky stool of newborn is called..

   उत्तर मीकोनियम (Meconium)

8. रोग के विरुद्ध टीका..का उदाहरण हैं।

   Vaccination against a disease is an example of..

   उत्तर आदिकालीन रोकथाम (Primordial prevention)

9. राष्ट्रीय फाइलेरिया नियंत्रण कार्यक्रम वर्ष..में लागू हुआ था।

   National Filaria Control Programme was launched in year..

   उत्तर 1955

10. मॉन्टोक्स टेस्ट ....रोग का निदान करने के लिए किया जाता है।

    Mantoux test is done to diagnose..disease

    उत्तर क्षयरोग (Tuberculosis)

11   WHO वर्ष...........................में स्थापित हुआ।

      WHO was established in year...........................

उत्तर 7 अप्रैल 1945

12. एक उपकेन्द्र...........................आबादी पर होता है।

      One sub centre covers...........................population.

उत्तर 5000 (पहाड़ी क्षेत्र 3000)

13. एम.टी.पी. .... हफ्ते की गर्भावस्था के बाद नहीं कर सकते।

      MTP can not be done after...........................weeks of pregnancy.

उत्तर 20

14. भारत में नियोजन कमीशन की स्थापना सन...........................में हुई।

      Planning Commission in India was established in year...........................

उत्तर 1950

15. मुदालियर समिति की स्थापना वर्ष...........................में हुई।

      Mudaliar Committee was appointed in year...........................

उत्तर 1965

16. भोर समिति की स्थापना वर्ष...........................में हुई।

      Bhore committee was established in year...........................

उत्तर 1943

17. प्लेग फैलाने वाले जीवाणु का नाम हैं...........................

      Causative organism of plague is...........................

उत्तर यरसीनिया पेप्टिस (Yersenia Pestis)

18. गलसुआ की इन्क्युबेशन अवधि ....होती है।

      Incubation period of mumps is...........................

उत्तर 2 से 3 हफ्ते (2 to 3 weeks)

19. AIDS का पूरा अर्थ है...........................

      Full form of AIDS is...........................

उत्तर एक्वायर्ड इम्यूनो डेफीशियेंशी सिंड्रोम (Acquired Immuno Deficiency Syndrome)

20. आयोडीन की कमी से .... होता है।

      ....is caused by deficiency of iodine.

उत्तर घेंघा (Goiter)

21. एनीमिया ....की कमी से होता है।

      Anemia is caused due to deficiency of...........................

उत्तर आयरन (Iron)

22. भारतीय नर्सिंग कॉउसिल का मुख्य आफिस ....में है।
    Head office of INC is in..

उत्तर नई दिल्ली (New Delhi)

23. क्षयरोग..से होता है।
    Causative organism of tuberculosis is..

उत्तर मायकोबैक्टीरियम ट्यूबरकुलोसिस (Mycobacterium tuberculosis)

24. टायफाइड का दूसरा नाम ....है।
    Typhoid is also known as..

उत्तर Enteric fever

25. विटामिन सी का दूसरा नाम..है।
    Vitamin C is also known as..

उत्तर एस्कोर्बिक एसिड (Ascorbic acid)

26. एम.टी.पी. एक्ट वर्ष .... में पारित हुआ।
    MTP Act was passed in year..

उत्तर 1972

27. सिफलिस बीमारी..नामक कीटाणु से होती है।
    Syphilis disease is caused by..

उत्तर ट्रेपोनीमा पैलिडम (Treponema pallidum)

28. परिवार नियोजन के लिए पुरूषों में की जाने वाली सर्जरी को..
    ....कहते हैं।
    Operation done for male for family planning is called..

उत्तर वैसेक्टमी (Vasectomy)

29. मलेरिया..मच्छर से फैलता है।
    Malaria is spread by..mosquito.

उत्तर मादा एनोफिलीस (Female anopheles)

30. खसरे का टीका..महीने में लगता है।
    Measles immunization is done in ....month.

उत्तर 9

31. भारत में राष्ट्रीय स्वास्थ्य नीति का आरंभ ....में हुआ।
    National Health Policy started in India in the year..

उत्तर 1883

32. एक प्राथमिक स्वास्थ्य केन्द्र .... की आबादी पर होता है।
    Primary health centre is situated in a population of..

उत्तर 30000

33. जन्म एवं मृत्यु पंजीकरण अधिनियम वर्ष...में लागू किया गया।

Birth and Death Registration Act was passed in year...

उत्तर 1969

34. स्तनपान छुड़ाने की प्रक्रिया......................... महीने पर आरंभ की जाती है।

Weaning is started from.........................month onwards.

उत्तर 6

35. ग्राम सभा की न्यायपीठ.........................होती है।

Judicial organ of the Gram Sabha is.........................

उत्तर न्याय पंचायत (Nyaya Panchayat)

36. पी.ई.एम. मतलब.........................

PEM stands for.........................

उत्तर प्रोटीन एनर्जी मालन्यूट्रीशन (Protein-energy malnutrition)

37. टी.एन.ए.आई. की स्थापना वर्ष.........................में हुई थी।

TNAI was established is year.........................

उत्तर 1922

38. बेरी–बेरी ....की कमी से होता है।

The deficiency of.........................causes beri-beri.

उत्तर विटामिन बी–1 (Vitamin B_1)

39. अंतर्राष्ट्रीय एड्स दिवस.........................को मनाया जाता है।

International AIDS Days is celebrated on.........................

उत्तर 1 दिसम्बर (1st December)

40. यूनीसेफ की स्थापना वर्ष.........................में हुई।

UNICEF was established in year.........................

उत्तर 1946

41. निम्न आवश्यकता कार्यक्रम किस पंचवर्षीय योजना में प्रारंभ किया गया।

Minimum Need Programme was started in which five year planning.

उत्तर 5वीं

42. राष्ट्रीय एड्स नियंत्रण कार्यक्रम की शुरूआत वर्ष.........................में हुई।

National AIDS Control Programme was started in year.........................

उत्तर 1987

43. इन्टीग्रेटेड चाइल्ड डेवलपमेंट स्कीम वर्ष.........................में प्रारंभ की गई।

Integrated Child Development Scheme was started in year.........................
....

उत्तर 1975

44. भारतीय नर्सिंग काउंसिल की स्थापना वर्ष.................................में हुई।
    Indian Nursing Council was established in year............................

उत्तर 1947

45. क्रेच की शुरूआत वर्ष.................................में की गई।
    Crech was started in year.................................

उत्तर 1948

46. चिल्ड्रेन एडोप्शन अधिनियम वर्ष.................................में बनाया गया।
    Children Adoption Act was formed in year.................................

उत्तर 1956

47. राष्ट्रीय स्वास्थ्य नीति के अनुसार देश को काला अजार तथा कुष्ठरोग से वर्ष.
    ....तक मुक्त करना है।
    According to National Health Policy country has to be freed from Kala
    azar and leprosy by year.................................

उत्तर 2010

48. MMR के तीन घटक हैं.................................
    Three components of MMR are.................................

उत्तर मम्मस, मीजल्स, रूबैला (Mumps, Measles, Rubella)

49. आँगनबाड़ी कर्मचारी को .... महीने का प्रशिक्षण दिया जाता है।
    Anganbadi worker is given a training for.........................months.

उत्तर 4

50. बीस सूत्रीय कार्यक्रम वर्ष.................................में लागू हुआ था।
    20 Points Programme was launched in year.................................

उत्तर 1982

51. महिला स्वास्थ्य कार्यकर्ता की नियुक्ति.................................में की जाती है।
    Female health worker is appointed at.................................

उत्तर उपकेन्द्र (Sub centre)

52. सिफिलिस रोग के निदान के लिए ....जाँच की जाती है।
    ....test is done to diagnose syphilis.

उत्तर वी.डी.आर.एल (VDRL)

53. वी.डी.आर.एल. का तात्पर्य है.................................
    VDRL stands for.................................

उत्तर Venereal Disease Research Laboratory

54. एन्टी टिटनस सीरम इन्जेक्शन......................... प्रतिरक्षा प्रदान करता है।
    Anti tetanus serum provides.........................immunity.

उत्तर निष्क्रिय (Passive)

55. बी.सी.जी. का पूरा नाम है..

Full form of BCG is..

उत्तर बैसिलस कैल्मेट ग्यूरिन (Bacillus Calmette Guerin)

56. खसरे के टीके की डोज है..

Dose of measles vaccine is..

उत्तर 0.5 mL

57. DOTS का विस्तृत नाम है..

Full form of DOTS is..

उत्तर Direct observed treatment short course

58. स्वास्थ्य सर्वे एवं विकास कमेटी..कमेटी को कहते हैं।

Health survey and development committee is..committee.

उत्तर भोर कमेटी

59. स्वास्थ्य सर्वे एवं नियोजन कमेटी..कमेटी को कहते हैं।

Health survey and planning committee is..committee

उत्तर मुदालियर (Mudaliar committee)

60. चिकित्सा शिक्षा कमेटी .... कमेटी को कहते हैं।

Medical education committee is..committee.

उत्तर करतार सिंह कमेटी (Kartar Singh sommittee)

61. सिलिकोसिस एक..रोग है।

Silicosis is an..disease.

उत्तर व्यावसायिक (Occupational)

62. हाल ही में विवाहित दंपति जिनमें स्त्री प्रजनन आयु की हो उसे ....कहते हैं।

Currently married couple, where women is in the reproductive age are called..

उत्तर योग्य दंपत्ति (Eligible couple)

63. ब्लॉक स्तर पर पंचायती राज की संस्था को..कहते हैं।

The Panchayti Raj Institution at block level is called..

उत्तर पंचायत समिति (Panchayat Samiti)

64. सार्वजनिक स्वास्थ्य परिचर्या की रीढ़ की हड्डी..होती है।

Backbone of public health nursing is..

उत्तर गृह मुलाकात (Home visit)

65. ग्रामीण स्तर पर पंचायती राज की संस्था को..कहते हैं।
Panchayati Raj Institution at rural level is..

उत्तर ग्राम पंचायत (Gram Panchayat)

66. .... अंतर्राष्ट्रीय संस्था बाल स्वास्थ्य एवं शिक्षा से संबंधित कार्य करती है।

.... is an international organization which works for the health and education related work for children.

उत्तर यूनिसेफ (UNICEF)

67. एक कार्पोरेशन की जनसंख्या .... होती हैं।
Population covered by corporation is...........................

उत्तर 2 लाख से अधिक (More than 2 Lakh)

68. प्रजनन एवं बाल स्वास्थ्य कार्यक्रम की दूसरी अवस्था वर्ष...........................में शुरू की गई थी।

RCH phase II was launch in year...........................

उत्तर 2005

69. कोयले की धूल से होने वाले व्यावसायिक रोग को ....कहते हैं।

.... is an occupational disease caused by coal dust.

उत्तर एन्थ्राकोसिस (Anthracosis)

70. सिलिकोसिस...........................की धूल से होने वाला व्यावसायिक रोग है।

Silicosis is an occupational disease caused by...........................dust.

उत्तर सिलिकन (Silicon)

71. कपास की धूल से होने वाले व्यावसायिक रोग को...........................कहते हैं।

Occupational disease caused by cotton dust is called...........................

उत्तर बायसिनोसिस (Byssinosis)

72. फार्मर लंग रोग...........................के कारण होता है।

Farmer's lungs disease is caused by...........................

उत्तर अनाज की धूल (Grain dust)

73. ओरल गर्भनिरोधक गोलियों में पाए जाने वाले हार्मोन हैं .... एवं...........................

Hormone found in OCP are ....and ....

उत्तर इस्ट्रोजन एवं प्रोजेस्टोन (Estrogen and progesterone)

74. आशा...........................कार्यक्रम का हिस्सा होती है।
ASHA is part of...........................Programme.

उत्तर राष्ट्रीय ग्रामीण स्वास्थ्य मिशन (National Rural Health Mission)

75. NRHM कार्यक्रम वर्ष...में प्रारंभ हुआ।
    NRHM Programme was started in year...

उत्तर 2005

76. एक आशा....................................की आबादी पर चयनित होती है।
    One ASHA is elected for the population of...

उत्तर 1000

77. हैजा रोग का इन्क्युबेशन समय है...
    Incubation period of cholera is...

उत्तर 7–10 दिन

78. वह दंपत्ति जिनके 2 या अधिक बच्चे हो तथा जो परिवार नियोजन में प्राथमिकता पर हों उन्हें...................................दंपत्ति कहते हैं।
    Couple having 2 more children and who are at the priority of family planning are called ....couple.

उत्तर लक्ष्य दंपत्ति (Target couple)

79. आँगनबाड़ी कार्यकर्ता...के अंतर्गत कार्यरत होते हैं।
    Anganwadi workers are employed under...

उत्तर आई सी डी एस (ICDS)

80. कोईटस इंटरप्टस ....गर्भनिरोधक विधि है।
    Coitus interruptus is a ....contraceptive method.

उत्तर प्राकृतिक (Natural)

81. परिवार कल्याण विभाग की स्थापना वर्ष..................................में हुई।
    Family welfare department was established in year.................................

उत्तर 1996

82. जिला परिषद का चैयरमैन....................................होता है।
    .... in the chairman of Zila Parishad.

उत्तर कलैक्टर (Collector)

83. पारंपरिक जन्मदाता ....को कहते हैं।
    Traditional birth attendant are also called...

उत्तर दाई (Dais)

84. प्रत्येक प्राथमिक स्वास्थ्य केन्द्र के अधीनस्थ ....उपकेन्द्र होते हैं।
    Each PHC has...................................sub centre under it.

उत्तर 6

85. कस्बे की समिति का गठन .... जनसंख्या पर किया जाता है।
    Town area committee is formed at the population of.................................

उत्तर 5000 से 10000 की आबादी

86. अंधेपन की रोकथाम के लिए प्रारंभ राष्ट्रीय कार्यक्रम के अंतर्गत एक बच्चे को ....IU विटामिन ए की मौखिक डोज दी जाएगी।

    Under the National Programme for prevention of blindness the oral dose of vitamin A given is..............................

उत्तर 200000 IU

87. CSSM को वर्ष.............................में लागू किया गया।

    CSSM was launched in year..............................

उत्तर 1992

88. CSSM ....कार्यक्रम का भाग है।

    CSSM is a part of..............................

उत्तर आर.सी.एच. कार्यक्रम (RCH Programme)

89. UIP का अर्थ है..............................

    UIP stands for..............................

उत्तर सार्वभौमिक टीकाकरण कार्यक्रम (Universal Immunization Programme)

90. गाँव के विकास कार्यों का उत्तरदायित्व ....पर होता है।

    ....is responsible for the development of village.

उत्तर ब्लॉक विकास अधिकारी (Block development officer)

91. पुरूषों में बिना चीरे के की जाने वाली नसबंदी को.............................. कहते हैं।

    In males, the vasectomy done without making incision is called ....

उत्तर NSV (Non-scalpel vasectomy)

92. WHO द्वारा गर्भावस्था में न्यूनतमे.............................चैकअप की सलाह दी है।

    WHO has recommended minimum ....visits during antenatal period.

उत्तर 4

93. सन् 1954 में राष्ट्रीय .... नियंत्रण कार्यक्रम लागू किया गया।

    In year 1954 National ....Control Programme was launched.

उत्तर कुष्ठ (Leprosy)

94. एक प्राथमिक स्वास्थ्य केन्द्र में कर्मचारियों की कुल संख्या .... होनी चाहिए।

    In a PHC the total number of staff should be..............................

उत्तर 15

95. एक सामुदायिक स्वास्थ्य केन्द्र में कर्मचारियों की कुल संख्या .... होनी चाहिए।

   In a CHC the total number of staff should be.....................................

उत्तर 25

96. एक उपकेन्द्र में कर्मचारियों की संख्या ....होनी चाहिए।

   In a sub centre the total number of staff should be................................

उत्तर 3

97. एड्स रोग........................से होता है।

   AIDS is caused by..

उत्तर HIV

98. कॉण्डोम ....रोग के फैलने की रोकथाम के लिए उचित उपाय है।

   Condom is the best method for prevention of spread of .... disease.

उत्तर एड्स (AIDS)

99. विटामिन डी की कमी से बच्चों में ....होता है।

   Children suffer from ....due to deficiency of vitamin D.

उत्तर रिकिट्स (Rickets)

100. परिवार नियोजन में महिला द्वारा अपनायी जाने वाली सुरक्षित अवधि विधि एक ....विधि है।

   In family planning, the safe period method following by women is a type of.........................method.

उत्तर प्राकृतिक (Natural)

101. भारत सरकार द्वारा नियुक्त की गई सर्वप्रथम स्वास्थ्य कमेटी........................... ....है।

   The first health committee to be appointed by Government of India was.................................

उत्तर भोर कमेटी (Bhore committee)

102. डिहाइड्रेशन से बचाने के लिए .... थेरेपी दी जाती है।

   ....therapy is given to prevent dehydration.

उत्तर ओरल रिहाईड्रेशन (Oral rehydration)

103. NRHM का पूरा नाम........................है।

   Full form of NRHM is.................................

उत्तर राष्ट्रीय ग्रामीण स्वास्थ्य मिशन (National Rural Health Mission)

104. NACO का पूरा नाम........................है।

   Full form of NACO is.................................

उत्तर राष्ट्रीय एड्स नियंत्रण संगठन (National AIDS Control Organization)

105. अपेक्षा से अधिक एक समुदाय में .... रोग का प्रकोप कहा जाता है।

An outbreak of disease in a community in excess of normal expectation is called.........................

उत्तर एपिडेमिक (Epidemic)

106. भारत की प्रथम जनगणना.........................में लिया गया था।

The First Census of India was taken in the year.........................

उत्तर 1871

107. ....जनस्वास्थ्य परिचर्या की रीढ़ की हड्डी है।

The backbone of community health nursing is.........................

उत्तर गृह मुलाकात (Home Visit)

108. आई सी डी एस का पूरा नाम ....है।

Full form of ICDS is.........................

उत्तर अखण्ड बाल विकास परियोजना (Integrated Child Development Scheme)

109. स्वास्थ्य मार्गदर्शक के लिये प्रशिक्षण अवधि .... माह है।

The training period for health guides are.........................month.

उत्तर तीन (3)

110. ग्रामीण स्वास्थ्य सेवा इस सिद्धान्त पर आधारित है जनता का स्वास्थ्य.................................में रखना।

Rural health service is based on the principle of placing people's health in ....

उत्तर जनता के हाथ (People's hand)

111. प्राथमिक स्वास्थ्य सुविधा में कम से कम.........................घटक हैं।

Primary health care includes at least......................... elements

उत्तर आठ (Eight)

112. भारत में सामुदायिक विकास कार्यक्रम सन्.........................में प्रारंभ हुआ।

The Community Development Programme in India began on ....

उत्तर 1952

113. ऑगनबाड़ी कार्यकर्ता को ....माह का प्रशिक्षण दिया जाता है।

Anganwadi workers are given training for .... months.

उत्तर चार (4)

114. भारत सरकार द्वारा नियुक्त की गई सर्वप्रथम स्वास्थ्य कमेटी.........................है।

The First Health Committee to be appointed by Government of India was.........................

उत्तर भोर कमेटी (Bhore Committee)

115. ASHA के पूरा नाम...है।

Full form of ASHA is.................................

उत्तर एक्रिडिटेड सोशल हेल्थ ऐक्टिविस्ट (Accredited Social Health Activist)

116. ESI अधिनियम सन् .... में पारित हुआ।

ESI act was passed in the year.............................

उत्तर 1948

117. एक उपकेन्द्र लगभग.........................जनसंख्या को सुविधाएँ देता है।

One subcentre covers.........................population.

उत्तर 3000–5000

118. अस्वस्थ वृद्ध व्यक्तियों के देखभाल को.........................कहते हैं।

The care of the elderly when he or she is not well is called ....

....

उत्तर जिरोन्टोलोजिकल नर्सिंग (Gerontological nursing)

119. जिला जनस्वास्थ्य परिचायिका सीधे......................... के प्रति उत्तरदायी होती है।

District public health nurse in directly responsible to the.........................

....

उत्तर सी.एम.ओ. (CMO)

120. टाईफाईड .... कीटाणु द्वारा होता है।

The causative organism for typhoid is.........................

उत्तर सालमोनेला टायफी (Salmonella thyphi)

121. जिले का प्रशानिक प्रमुख है.........................

The administrative head of the district is ....

उत्तर कलेक्टर (Collector)

122. सामुदायिक विकास प्रखण्ड .... में स्थापित किया गया था।

Community Development Block was established in.........................

उत्तर 1952

123. अपेक्षा से अधिक एक समुदाय में .... रोग का प्रकोप कहा जाता है।

An outbreak of disease in a community in excess of normal expectation is called.........................

उत्तर एपिडेमिक (Epidemic)

124. भारत में प्रथम जनगणना.................................में आयोजित किया गया था।

The First Census of India was conducted in year ....

उत्तर 1871

125. संक्रामक रोग जब एक देश से दूसरे देश में फैलता है तो.................................
.... कहा जाता है।

Infectious diseases when spreads from one country to another is called

....

उत्तर पैनडेमिक (Pandemic)

126. गलघोंटू मुख्यतः.................................का एक संक्रमण है।

Diphtheria is primarily an infection of the ....

उत्तर बच्चों (Children)

127. जन्म के समय एक बच्चे का सामान्य वजन ....होता है।

Normal birth weight of a baby is.................................

उत्तर 2.5 kg

128. सूर्यास्त जैसी आँखे ठेठ विशेषता है.................................

Sunset eyes is typical characteristic of.................................

उत्तर हाइड्रोसिफेलस (Hydrocephalus)

129. UNICEF का पूरा नाम है.................................

Full form of UNICEF is.................................

उत्तर United Nations International Children's Emergency Fund

130. एक सामुदायिक स्वास्थ्य केन्द्र ....से ....
जनसंख्या को शामिल करता है।

One Community health centre covers.................................to
.................................population.

उत्तर 80000–1.2 Lakh

131 One Community Development Block looks after.................................
villages

उत्तर 100

132. Town area committee looks after.................................population.

उत्तर 5000–10000

133. Mudaliar Committee was appointed in the year.................................

उत्तर 1965

134. At least.................................antenatal visits are necessary.

उत्तर 4

135. Full form of NACO is.................................

उत्तर National AIDS Control Organization

136.   ....provides in the factory to look after the children of working women.

उत्तर   Creches

137.   Sperm granules are a complication which can occur after........................

उत्तर   Vasectomy

138.   .... is a 3 tier structure of local rural self government.

उत्तर   Panchayati Raj

139.   Full form of FAO is...............................

उत्तर   Food and agriculture organization

140.   Full form of ESI Act is...............................

उत्तर   Employee State Insurance Act

141.   जनगणना ....के अंतराल पर की जाती है।
(Census is done every .... year)

उत्तर   10

142.   सभी को स्वास्थ्य वर्ष...............................तक बढ़ाया गया है।
(Health for all has extended to year...............................)

उत्तर   2015

143.   आयुष का पूरा नाम ....है।
(Full form of AYUSH is...............................)

उत्तर   Ayurved, Unani, Siddha, Homeopathy

144.   राष्ट्रीय फाइलेरिया नियंत्रण कार्यक्रम...............................वर्ष में लागू हुआ था।
(Failaria Control Programme was launched in...............................)

उत्तर   1955

145.   आर.सी.एच. का पूरा नाम...............................है।
(Full form of RCH...............................)

उत्तर   Reproductive and Child Health

146.   इंडियन रेड क्रॉस सोसाइटी ....में लागू हुई थी।
(Indian Red Cross Society was established in...............................)

उत्तर   1920

147.   आई.यू.डी. का पूरा नाम ....है।
(Full form of IUD is...............................)

उत्तर   Intra uterine device

148.   .... यांत्रिकी और रासायनिक व्यावसायिक स्वास्थ्य के खतरे होते हैं।
(...........................Mechanical and chemical are the hazards of occupational health)

उत्तर   Physical

149.   मॉन्टेक्स टेस्ट...रोग का निदान करने के लिए किया जाता है।

(Mantoux test is done to diagnosis ....disease.)

उत्तर   Tuberculosis

150.   डिहाईड्रेशन से बचने के लिए ....थेरेपी दी जाती है।

(...............................therapy is given to prevent dehydration.)

उत्तर   Oral Rehydration Therapy

TRUE AND FALSE

1. CSSM का एक लक्ष्य पाँच वर्ष से कम आयु के बच्चों में दस्त से होने वाली मृत्यु संख्या को ORT द्वारा कम करना है।

   One of the objective of CSSM is to reduce the death rate among children below 5 years due to diarrhea by giving ORT.

   उत्तर सही

2. मुदालियर कमेटी सबसे पहली बनी कमेटी है।

   Mudaliar Committee is the first formed committee.

   उत्तर गलत

3. बहुउद्देशीय महिला स्वास्थ्य कार्यकर्ता की स्वीकृति करतार सिंह कमेटी ने की थी।

   Kartar Singh Committee recommended the multipurpose health worker female

   उत्तर सही

4. करतार सिंह कमेटी 1965 में बनी थी।

   Kartar Singh Committee was formed in year 1965-

   उत्तर सही

5. जनगणना प्रत्येक 10 वर्ष में की जाती है।

   Census is done after every 10 years.

   उत्तर सही

6. ICDS का पूरा नाम Indian Child Development Scheme है।

   ICDS stands for Indian Child Development Scheme

   उत्तर गलत

7. एक उपकेन्द्र 1000 जनसंख्या को कवर करता है।

   A subcenter covers a population of 1000.

   उत्तर गलत

8. राष्ट्रीय ग्रामीण स्वास्थ्य मिशन 2010 में प्रारंभ हुआ।

   National Rural Health Mission started in year 2010.

   उत्तर गलत

9. आशा एवं आयुष राष्ट्रीय ग्रामीण स्वास्थ्य मिशन का भाग है।

   ASHA and AYUSH are parts of National Rural Health Mission.

   उत्तर सही

10. विटामिन ए की कमी के कारण बेरी–बेरी रोग होता है।

    Vitamin A deficiency causes Beri-Beri disease.

उत्तर गलत

11. नागरिकों को स्वास्थ्य प्रदान करना राज्य का संवैधानिक कर्तव्य है।

Provision of health for citizen is the constitutional duty of a state.

उत्तर सही

12. बंदरगाह संगरोध का प्रबंध करना राज्य स्वास्थ्य एवं परिवार कल्याण मंत्रालय का कार्य है।

Port quarantine management is a function of State Health and Family Welfare Ministry.

उत्तर गलत

13. जिला कलैक्टर जिला परिषद का चेयरमैन होता है।

District collector is chairman of Zila Parished.

उत्तर सही

14. उपकेन्द्र पर स्वास्थ्य कर्मियों की कुल संख्या 15 होती है।

Total member of staff at a sub centre is 15

उत्तर गलत

15. उपकेन्द्र पर एक चिकित्सा अधिकारी का होना आवश्यक है।

Presence of medical officer is must at subcentre.

उत्तर गलत

16. दाई को परंपरागत जन्मदाता भी कहते है।

Dias are also known as traditional birth attendant.

उत्तर सही

17. मध्यान्ह आहार कार्यक्रम के अंतर्गत स्कूल के बच्चों एवं शिक्षकों को पूर्ण आहार दिया जाता है।

According to Mid-day Meal Progamme balance diet is provided to children and teachers.

उत्तर गलत

18. विलेज हैल्थ गाइड को प्रशिक्षण की आवश्यकता नहीं होती है।

Village health guide does not require training.

उत्तर गलत

19. फर्टिलिटी तथा मोर्टेलिटी का संबंध जनसांख्यिकी से होता है।

Fertility and mortality are related to demography.

उत्तर सही

20. जनगणना आवश्यक आँकड़ो में महत्वपूर्ण नहीं होते है।

Census is not important in vital statistics.

उत्तर गलत

21. आवश्यक आँकड़ो में जन्म, मृत्यु, विवाह आदि आँकड़े शामिल होते हैं।

Vital statistics include birth, death, marriage.

उत्तर सही

22. छोटा परिवार नार्म के अंतर्गत 2 से अधिक संतान नहीं होनी चाहिए।

    According of small family norm, there should not be more than two children.

उत्तर सही

23. विश्व स्वास्थ्य संगठन का मुख्यालय न्यूयॉर्क में है।

    The headquarter of WHO is at New York.

उत्तर गलत

24. एक सामुदायिक स्वास्थ्य केन्द्र के अंतर्गत 4–5 प्राथमिक स्वास्थ्य केन्द्र आते हैं।

    One community health center covers 4–5 primary health centre-

उत्तर सही

25. प्राथमिक स्वास्थ्य केन्द्र पर सिर्फ परिवार कल्याण गतिविधियाँ होती है।

    Primary health centre conducts only family welfare services.

उत्तर गलत

26. गर्भनिरोधक गोलियों में इस्ट्रोजन तथा प्रोजेस्ट्रोन हॉर्मोन पाया जाता है।

    In OCP's estrogen and progesterone is found.

उत्तर सही

27. माला–डी की 28 गोलियों में 21 गर्भनिरोधक तथा 7 आयरन की गोलियाँ होती है।

    In Mala-D, out of 28 pills only 21 pills are contraceptive and rest 7 are iron tablets

उत्तर सही

28. मध्यान्ह आहार में बच्चों को 300 Kcal उर्जा तथा आवश्यक प्रोटीन की आधी मात्रा प्रदान की जाती है।

    In Mid-Day Meal the children are provided with 300 kcal energy, with half amount of required protein.

उत्तर सही

29. आयुष में चार चिकित्सा पद्धति होती है।

    AYUSH comprises of four indigenous medicine system

उत्तर सही

30. स्तनपान शिशु मृत्युदर को बढ़ावा देता है।

    Breast feeding promotes infant mortality rate.

उत्तर गलत

31. नगर पलिका बोर्ड का गठन 10000 से 200000 की आबादी पर किया जाता है।

    Municipality is formed for the population of 10000 to 200000.

उत्तर सही

32. नगर निगम एक लाख से अधिक आबादी के शहरी क्षेत्रों में होता है।

    Corporation is formed with the population of more than one lakh in urban areas.

उत्तर सही

33. कोलरा एक संक्रमण रोग है।

    Cholera is an infectious disease.

उत्तर सही

34. चिकित्सा कार्यो में सुधार तथा आधुनिकता बनाए रखने के लिए इन सर्विस शिक्षा आवश्यक है।

    To improve and modernize the medical work in-service education is required.

उत्तर सही

35. परिवार नियोजन कार्यक्रम वर्ष 1953 में आरंभ किया गया।

    Family Planning Programme was started in year 1953

उत्तर सही

36. राष्ट्रीय कुष्ठरोग नियंत्रण कार्यक्रम वर्ष 1985 में प्रारंभ किया गया।

    National Leprosy Control Programme was launched in year 1985

उत्तर गलत

37. एप्लाईड न्युट्रीशन कार्यक्रम वर्ष 1963 में प्रारंभ किया गया।

    Applied nutrition programme was started in year 1963

उत्तर सही

38. ग्राम पंचायत में चुने हुए सदस्यों की संख्या 15–30 होती है।

    Number of elected members of Gram Panchayat is 15–30.

उत्तर सही

39. स्वास्थ्य आदतें अपनाना प्राइमोडियल रोकथाम का उदाहरण हैं।

    Adopting healthy habits is example of primordial prevention

उत्तर सही

40. पुर्नवासन तथा असक्षमता निवारण द्वितीयक रोकथाम का उदाहरण हैं।

    Rehabilitation and disability limitation is an example of secondary prevention.

उत्तर गलत

41. UN चिल्ड्रेन्स फण्ड यूनिसेफ का नया नाम है।

    UN Children's Fund is a new name of UNICEF.

उत्तर सही

42. किसी रोग के आरंभ होने पर पहले की जाने वाली रोकथाम को प्राथमिक रोकथाम कहते हैं।

    Action taken before the onset of disease is called primary prevention.

उत्तर सही

43. बालवाड़ी पोषण कार्यक्रम वर्ष 1970 में 3–6 वर्ष के बच्चों के लिए प्रारंभ किया गया।

Balwadi Nutrition Programme was launched in year 1970 for 3-6 years of children.

उत्तर सही

44. घेघां रोग अधिकतर पहाड़ी भागों में सीमित होता है।

Goitre is endemic disease of hilly areas commonly.

उत्तर सही

45. CSSM के अंतर्गत महिला को कम से कम 2 बार गर्भावस्था में जाँच अवश्य करानी चाहिए।

According to CSSM a pregnant women should have minimum 2 antenatal visits.

उत्तर गलत

46. GOBI की धारणा यूनिसेफ ने वर्ष 1982 में दी।

GOBI concept was introduced by UNICEF in 1982.

उत्तर सही

47. BFHI की शुरूआत स्तनपान को रोकने के लिए की गई।

Baby Friendly Hospital Initiative was started to stop breast feeding.

उत्तर गलत

48. एक अंडा 6 ग्राम प्रोटीन, 6 ग्राम वसा तथा 30 मिलीग्राम कैल्शियम प्रदान करता है।

One egg provides 6 gram of protein, 6 gram of fat and 30 mg of calcium.

उत्तर सही

49. डिप्थीरिया तथा टिटनस टोक्सोइड टीके होते हैं।

DT and TT are toxoid vaccines.

उत्तर सही

50. हिपेटायटिस बी के टीके को डीप फ्रीज में रखना चाहिए।

Hepatitis B vaccine should be deep freezed.

उत्तर गलत

51. संक्रमण के संपर्क में आए स्वस्थ्य रोगी को उस संक्रमण की लम्बी इन्क्युबेशन अवधि तक अलग तथा पृथक रखना क्वारेन्टाइन कहलाता है।

Separation and restriction of the movement of well persons who may have been exposed to a communicable disease is called quarantine.

उत्तर सही

52. जर्मन खसरे को रुबैला भी कहते हैं।

German measles is also known as rubella.

उत्तर सही

53. ORS में सोडियम की मात्रा 2.6 gm होती है।

The amount of sodium in ORS is 2.6 gm.

उत्तर सही

54. लथायरिज्म रोग अनाज के खाने से होता है।

Lathyrism is caused by consumption of grain.

उत्तर गलत

55. डम्पा (DMPA) एक इम्प्लान्ट गर्भनिरोधक है।

DMPA is an implant contraceptive.

उत्तर गलत

56. वंदे मातरम योजना का आरंभ वर्ष 2004 में किया गया।

Vande Mataram Yojana was started in 2004.

उत्तर सही

57. SARS का पूरा नाम Severe Acute Respiratory Syndrome है।

Full form of SARS is Severe Acute Respiratory Syndrome.

उत्तर सही

58. जननी सुरक्षा योजना का मुख्य उद्देश्य महिला को सुरक्षा प्रदान करना है।

Main aim of Janani Suraksha Yojana is to provide protection to female.

उत्तर गलत

59. NRHM तथा JSY को वर्ष 2005 में प्रारंभ किया गया।

NRHM and JSY was launched in year 2005.

उत्तर सही

60. वर्ष 2007 में ग्यारहवीं पंचवर्षीय योजना आरंभ हुई।

In year 2007 11th Five Year Plan was launched.

उत्तर सही

61. कौलरा का मुख्य लक्षण है राइस वाटर मल।

Main clinical manifestation of cholera is rice water stool.

उत्तर सही

62. अंतर्राष्ट्रीय रेड क्रास की स्थापना हेनरी विलियम ने की थी।

International Red Cross was established by Henary William.

उत्तर गलत

63. विटामिन ए की कमी के कारण रोग होने की रोकथाम के लिए 1 महीने पर 1 लाख IU विटामिन ए तथा प्रत्येक 6 महीने पर 2 लाख IU दिया जाता है।

To prevent vitamin A deficiency diseases vitamin A is given at 1 month (1 lakh IU dose) and then every 6 month interval (2 lakh IU dose).

उत्तर सही

64. छोटी माता का आखिरी केस वर्ष 2000 में रिपोर्ट किया गया था।
    Last case of smallpox was reported in year 2000.

उत्तर गलत

65. प्राथमिक स्वास्थ्य देखभाल का उद्देश्य है सबके लिए स्वास्थ्य।
    Health for all is the main aim of primary health care.

उत्तर सही

66. सामुदायिक स्वास्थ्य केन्द्र तीसरी रेफरल इकाई है।
    Community health centre is third referral unit.

उत्तर गलत

67. श्रीवास्तव कमेटी को स्वास्थ्य सर्वे एवं विकास कमेटी कहते हैं।
    Srivastava committee is known as health survey and development committee

उत्तर गलत

68. अंतर्राष्ट्रीय एड्स दिवस 1 मई को मनाया जाता है।
    International AIDS Day is celebrated on 1st May

उत्तर गलत

69. पेप स्मीयर सर्वाइकिल कैंसर का स्क्रीनिंग टेस्ट है।
    PAP smear is a screening test for cervical cancer.

उत्तर सही

70. MTP 20 हफ्ते बाद की गर्भावस्था के बाद करना सुरक्षित होता है।
    MTP done after 20 weeks of pregnancy is safer.

उत्तर गलत

71. भारत में परिवार नियोजन का कार्य राज्य सरकार चलाती है।
    In India family planning comes under state government.

उत्तर गलत

72. कॉपर T-380 A दस वर्ष तक कार्य करता है।
    Cu T-380 A IUD lasts for 10 years.

उत्तर सही

73. स्तनपान करने के कारण अधिकृत मातृ मृत्यु होती है।
    Most common cause of maternal death is breast feeding.

उत्तर गलत

74. दो वर्ष से कम आयु के बच्चों में कुपोषण स्तर की जाँच मिड आर्म गोलाई माप कर की जाती है।
    Under 2 years of age the malnutrition status of a child is measured by mid arm circumference.

उत्तर सही

75. OPV तथा BCG का टीका जन्म के समय लगता है।
    OPV and BCG vaccine is given at time of birth.

उत्तर सही

76. हिपेटाइटिस बी का करियर नहीं होता है।
    Hepatitis B dose not have a carrier.

उत्तर गलत

77. आँगनबाड़ी कार्यकर्ता को 4 महीने का प्रशिक्षण दिया जाता है।
    Anganwadi worker is given training for a period of 4 months.

उत्तर सही

78. UNICEF का मुख्यालय जिनेवा स्विटजरलैंड में है।
    Headquarter of UNICEF is in Geneva, Switzerland.

उत्तर गलत

79. विश्व स्वास्थ्य दिवस 7 अप्रैल को मनाया जाता हैं।
    World Health Day is celebrated on 7th April.

उत्तर सही

80. चड्ढा कमेटी का गठन वर्ष 1963 में हुआ।
    Chadha Committee was formed in year 1963.

उत्तर सही

81. श्रीवास्तव कमेटी ने चिकित्सा शिक्षा को सपोर्ट किया।
    Srivastava committee supported medical education.

उत्तर सही

82. राष्ट्रीय स्वास्थ्य नीति 2002 के लक्ष्य वर्ष 2010 तक पूरा करना है।
    According to national health policy 2002, the target has to be achieved by 2010.

उत्तर गलत

83. विश्व स्वास्थ्य संगठन एक राजनैतिक संस्था हैं।
    WHO is a political organization.

उत्तर गलत

84. यूनिसेफ का नया नाम चिल्ड्रेंस फण्ड हैं।
    New name of UNICEF is UN children's fund.

उत्तर सही

85. जापानीज एपसिफेलाइटिस एक व्यावसायिक रोग है।
    Japanese encephalitis is an occupational disease.

उत्तर गलत

86. किसी प्रकार के धूल से होने वाले व्यावसायिक रोग को न्यूमोकोनियोसिस कहते हैं।

An occupational disease caused by dust is known as pneumoconiosis.

उत्तर सही

87. विश्व हृदय दिवस 28 सितंम्बर को मनाया जाता है।

World Heart Day is celebrated on 28 September.

उत्तर सही

88. पूरूष नसबंदी एक अस्थाई गर्भनिरोधक विधि है।

Male vasectomy is a temporary method of contraception.

उत्तर गलत

89. किसी समुदाय में सामान्य से अत्यधिक अपेक्षित रोग के फैलने को एपिडेमिक कहते है।

An outbreak of disease in a community in excess of normal excepted is called epidemic.

उत्तर सही

90. बच्चों के लाभ के लिए बनाई गई अंतर्राष्ट्रीय संस्था है रेड क्रास।

Red Cross is an international organization made to benefit children.

उत्तर गलत

91. वर्तमान नेट प्रजनन दर 1 है।

Current net production rate is 1.

उत्तर सही

92. वर्टिब्रेट जानवरों द्वारा मनुष्य में संक्रमण का प्रसार करना जूनोसिस कहलाता है।

Infection transmitted to man from vertebrate animal is called zoonoses

उत्तर सही

93. परिवार नियोजन का मूलभूत दस्तावेज है योग्य दंपति रजिस्टर।

The basic document for family planning is eligible couple register.

उत्तर सही

94. सामुदायिक विकास कार्यक्रम वर्ष 1952 में प्रारंभ हुआ।

Community Development Programme was started in year 1952.

उत्तर सही

95. कारखाना अधिनियम वर्ष 1946 में लागू हुआ।

Factory Act was established in year 1946.

उत्तर गलत

96. यूनियन मंत्री स्वास्थ्य ESI का चेयरमैन होता है।

Union minister of health is chairman of ESI.

उत्तर सही

97. समूह चर्चा संप्रेषण की प्रभावी विधि है।

Group discussion is an effective way of communication.

उत्तर सही

98. प्राथमिक स्वास्थ्य केन्द्र में रोगियों की चिकित्सा का उत्तरदायित्व नर्स पर होता है।

In primary health care the responsibility of treating patient lies with a nurse.

उत्तर गलत

99. मिश्रित गर्भनिरोधक गोलियाँ लेने से कैंसर की संभावना बढ़ जाती है।

By taking combined contraceptive pills chances of cancer increases.

उत्तर सही

100. विटामिन ए की कमी दृष्टि संबंधित रोग पैदा करती है।

Deficiency of vitamin A causes diseases related to vision

उत्तर सही

101. ''कस्तूरबा स्मारक निधि'' भारत में स्वयं सेवी संगठनों में से एक है।

The "Kasturba Memorial Fund" is one of the voluntary organization of India.

उत्तर सही

102. आशा की कम से कम दसवीं तक औपचारिक शिक्षा होनी चाहिए।

ASHA must have a formal education up to 10th class.

उत्तर गलत

103. जनपदिक रोगविज्ञान मानव आबादियों में रोगों की आवृत्ति के प्रतिमान से सम्बन्धित विज्ञान है।

Epidemiology is the science concerned with patterns of disease occurrence in human population.

उत्तर सही

104. संचयी रिकार्ड में प्रत्येक रोगी के काल अवधि में विभिन्न स्थितियों में एकत्र की हुई जानकारी रहती है।

Cumulative records contain information gathered over a period of time in respect of each patient.

उत्तर सही

105. नसबन्दी के बाद व्यक्ति तुरन्त ही अप्रसायी हो जाता है।

Person becomes sterile immediately after vasectomy.

उत्तर गलत

106. ई एस आई अधिनियम 1948 में पारित हुआ था।

ESI act was passed in 1948.

उत्तर सही

107. भोर कमेटी का दूसरा नाम हेल्थ सर्वे एवं डेवलपमेन्ट कमेटी है।

Other name of Bhore Committee is "Health Survey and Development Committee".

उत्तर सही

108. स्वास्थ्य सर्वेक्षण सामुदायिक स्वास्थ्य समस्याओं के निदान के लिए उपयोग किया जाता है।

Health survey are used for diagnosing community health problems.

उत्तर सही

109. विश्व स्वास्थ्य संगठन का मुख्यालय जिनेवा में है।

WHO head quarter is in Geneva.

उत्तर सही

110. औद्योगीकरण की वजह से मानसिक स्वास्थ्य समस्या उत्पन्न हो सकती है।

Mental health problem may occur due to industrialization

उत्तर सही

111. बी.सी.जी. एक मृत टीका है।

BCG is a killed vaccine.

उत्तर गलत

112. 10000 ₹ से कम मासिक वेतन प्राप्त करने वाले व्यक्ति को ESI अधिनियम के अन्तर्गत लाभ प्राप्त होता है।

ESI Act covers all employees who are getting up to ₹ 10000 per month.

उत्तर सही

113. जनपदिक रोगविज्ञान, मानव आबादियों में रोगों की आवृत्ति के प्रतिमान से संबंधित विज्ञान है।

Epidemiology is the science concerned with patterns of disease occurrence in human population.

उत्तर सही

114. वाहक कैरियर बीमारी फैलाने में महत्वपूर्ण नहीं होता हैं क्योंकि उसमें बीमारी के चिन्ह और लक्षण नहीं होते हैं।

Carriers are not important for disease transmission as they do not show signs and symptoms.

उत्तर गलत

115. ''कस्तूरबा स्मारक निधि'' भारत में स्वयं सेवी संगठनों में से एक है।

"The Kasturba Memorial Fund" is one of the voluntary organizations of India.

उत्तर सही

116. उपकेन्द्र पर सिर्फ एक ही चिकित्सा अधिकारी होता है।

There is only one medical officer in subcentre.

उत्तर गलत

117. गोनोरिया सीधे संपर्क से फैलती है।

Gonorrhoea is transmitted by direct contact.

उत्तर गलत

118. जनगणना अनिवार्य आकड़े का एक महत्वपूर्ण स्त्रोत है।

Census is an important source of vital statistics.

उत्तर सही

119. माला एन में सिर्फ 21 गर्भ निरोधक गोलियाॅ होती है।

"MALA N" contain only 21 contraceptive pills.

उत्तर सही

120. जिला मुख्य पशासनिक इकाई हैं।

The principle unit of administration is the district.

उत्तर सही

121. स्वास्थ्य सर्वेक्षण सामुदायिक स्वास्थ्य समस्याओं के निदान के लिए उपयोग किया जा सकता है।

Health survey are used for diagnosing community health problems.

उत्तर सही

122. रोड टू हेल्थ कार्ड पर्यावरण स्थितियों को जानने का महत्वपूर्ण उपकरण हैं।

The road to health card is important tool for survey of environmental condition.

उत्तर गलत

123. स्कूल स्वास्थ्य कार्यक्रम शिक्षकों के स्वास्थ्य के संवर्धन के लिए प्रोत्साहित करती है।

School health programme encourages for the promotion of health of the teachers.

उत्तर गलत

124. स्वास्थ्य शिक्षा व्यक्तिगत सोच को बढ़ाता है।

Health education enhances personal thinking.

उत्तर सही

125. प्रकृति में नदी का पानी शुद्ध पानी है।

River water is the purest water in the nature.

उत्तर गलत

126. विश्व स्वास्थ्य संगठन का मुख्यालय जिनेवा में है।

WHO head quarters is in Geneva.

उत्तर सही

127. परिवार की स्वास्थ्य प्रोफाइल सामुदायिक नर्स को परिवार की पूरी तस्वीर देती है।

Family health profile gives the community health nurse the complete picture of the family.

उत्तर सही

128. परामर्श एचआईवी निवारण एवं देखभाल में महत्वपूर्ण भूमिका निभाता है।
Counseling plays a valuable role in HIV prevention and care.

उत्तर सही

129. केवल बच्चों की संख्या सीमित करना परिवार कल्याण का उद्देश्य है।
Family welfare aims to limit the number of children only.

उत्तर गलत

130. Family welfare aims to limit the number of children only.

उत्तर False

131. Ananwadi worker undergo training in various aspect of health for 2 months.

उत्तर False

132. Rural health scheme is based on the principle of "placing people's health in people's hands"

उत्तर True

133. Srivastava Committee recommended for creation of bands of para professional and semi professional health worker from within the community

उत्तर True

134. ASHA is a non governmental organization.

उत्तर False

135. Full form of NRHM is National Rural Health Management.

उत्तर False

136 Panchayat Samiti is the basic unit of Panchayti Raj.

उत्तर False

137. DOTS are the backbone of National TB Control Programme.

उत्तर True

138. टेटनस बैसिलस सालमोनेला टाईफी के कारण होता है।
Tetanus is caused by bacillus salmonella typhi.

उत्तर गलत

139. क्षय रोग को उद्भवन अवधि 4 से 8 हफ्ते होती है।
Incubation period of tuberculosis is 4 to 8 weeks.

उत्तर सही

140. महामारी के अध्ययन को एपिडेमियोलॉजी कहते हैं।
Epidemiology is study of endemic.

उत्तर सही

141. परिवार स्वास्थ्य सेवाओं का उद्देश्य मृत्युदर तथा अस्वस्थता दर को कम करना है।

Aim of family health services is to reduce maternal mortality and morbidity rate.

उत्तर सही

142. राष्ट्रीय ग्रामीण स्वास्थ्य मिशन 2005 में स्थापित हुआ।

National Rural Health Mission was launched in 2005.

उत्तर सही

143. गृह मुलाकात के दौरान प्रक्रिया करते समय घरेलू बर्तनों का प्रयोग नहीं करते है।

During home visit do not use home utensils for doing procedure.

उत्तर गलत

144. कस्तूरबा गाँधी की याद में कस्तूरबा मेमोरियल फन्ड बनाया गया।

The Kasturba Memorial Fund was created in memory of Kasturba Gandhi.

उत्तर सही

145. ई.एस.आई अधिनियम 1948 में लागू हुआ था।

ESI Act was established in 1948.

उत्तर सही

146. बच्चों में चिकन पॉक्स गम्भीर रूप ले लेता है।

Chickenpox can be severe in children.

उत्तर सही

147. औद्योगीकरण की वजह से मानसिक स्वास्थ्य समस्या उत्पन्न होती है।

Mental Health problem is due to industrialization.

उत्तर सही